第2版

ポケットマスター臨床検査知識の整理

臨床生理学

臨床検査技師国家試験出題基準対応

新臨床検査技師教育研究会 編
青柳ますみ・坂口みどり・所司睦文・中村泰子・横尾智子 著

JN003020

医歯薬出版株式会社

■編　集

新臨床検査技師教育研究会

■執　筆（50音順）

青柳ますみ　専門学校東洋公衆衛生学院臨床検査技術学科学科主任

坂口みどり　九州医学技術専門学校教務部次席部長兼臨床検査科長

所司　睦文　京都橘大学大学院健康科学研究科教授

　　　　　　京都橘大学健康科学部臨床検査学科長

中村　泰子　高知学園大学健康科学部臨床検査学科准教授

横尾　智子　日本医療科学大学保健医療学部臨床検査学科教授

発刊の序

　臨床検査技師になるためには，幅広い領域についての知識を短期間のうちに習得することが求められている．またその内容は，医学・検査技術の進歩に伴い常に新しくなっている．さらに，学生生活を締めくくり実社会に出ていくための関門となる国家試験はきわめて難関で，臨床検査技師を目指す学生の負担は大きい．

　本書は，膨大な量の知識を獲得しなければならない学生に対し，効率的に学習を進めるために，そして少しでも勉強に役立つよう，学校での授業の理解を深め，平素の学習と国家試験対策に利用できるように配慮してつくられた．国家試験出題基準をベースに構成され，臨床検査技師教育に造詣の深い教師陣により，知っておかなければならない必須の知識がまとめられている．

　「学習の目標」では，国家試験出題基準に収載されている用語を中心に，その領域におけるキーワードを掲載し，「まとめ」では，知識の整理を促すようわかりやすく簡潔に解説することを心掛けた．一通り概要がつかめたら，○×式問題の「セルフ・チェックA」で理解度を確認し，要点が理解できたら，今度は国家試験と同じ出題形式の「セルフ・チェックB」に挑戦してもらいたい．間違えた問題は，確実に知識が定着するまで「まとめ」を何度も振り返ることで確かな知識を得ることができる．「コラム」には国家試験の出題傾向やトピックスが紹介されているので，気分転換を兼ねて目を通すことをおすすめする．

　持ち運びしやすい大きさを意識して作られているので，電車やバスの中などでも活用していただきたい．本書を何度も

開き段階を追って学習を進めることにより，自信をもって国家試験に臨むことができるようになるだろう．

　最後に，臨床検査技師を目指す学生の皆さんが無事に国家試験に合格され，臨床検査技師としてさまざまな世界で活躍されることを心から祈っております．

新臨床検査技師教育研究会

序

　臨床生理学（生理機能検査学）的検査は，患者の身体に電極やセンサを装着し，ME機器を介して，患者の病態を直接観察します．本検査を担当する臨床検査技師は，単に検査手技に精通するだけでなく，検査時に波形や画像所見を的確に把握する能力が求められます．

　臨床生理学は，検査の目的，対象，検査法，所見の判読，ノイズ（アーチファクト），検査上の注意，禁忌，さまざまな検査の適応疾患とその病態に加え，名乗らせ確認を含む患者への接遇，検査説明などを体系的に学ぶ学問です．

　本書は，臨床検査技師国家試験において膨大な知識が問われる臨床生理学分野の要点を，短期間に習得できるように工夫しています．したがって，国家試験のための対策ツールとして活用していただけます．また，大学，専門学校での日々の授業の予習または復習ツールとしても活用していただけることと思います．

　臨床検査技師国家試験は，臨床検査技師になるために必ず超えなければならない通過点です．そして，国家試験合格が臨床検査技師のスタートラインです．どうぞ，本書を有効に活用していただき，あなたの未来の一助にしていただきたいと願っています．

　最後になりますが，学生のみなさん，本書に対するご意見，ご要望がありましたら，ご教示ください．

2019年4月

著者を代表して　　所司睦文

本書の使い方

1 国家試験出題基準に掲載されている項目をベースに，項目ごとに「学習の目標」「まとめ」「セルフ・チェックＡ（○×式）」「セルフ・チェックＢ〔国家試験出題形式：Ａ問題（五肢択一式），Ｘ2問題（五肢択二式）〕」を設けています．"国試傾向"や"トピックス"などは「コラム」で紹介しています．

2 「学習の目標」にはチェック欄を設けました．理解度の確認に利用してください．

3 重要事項・語句は赤字で表示しました．赤いシートを利用すると文字が隠れ，記憶の定着に活用できます．

4 「セルフ・チェックＡ／Ｂ」の問題の解答は赤字で示しました．赤いシートで正解が見えないようにして問題に取り組むことができます．不正解だったものは「まとめ」や問題の解説を見直しましょう．

5 初めから順番に取り組む必要はありません．苦手な項目や重点的に学習したい項目から取り組んでください．

授業の予習・復習に

授業の前に「学習の目標」と「まとめ」に目を通し，復習で「まとめ」と「セルフ・チェックＡ／Ｂ」に取り組むと，授業および教科書の要点がつかめ，内容をより理解しやすくなります．

定期試験や国家試験対策に

間違えた問題や自信がない項目は，「まとめ」の見出しなどに印をつけて，何度も見直して弱点を克服しましょう．

臨床生理学　第2版

目 次

執筆分担

1, 8〜10章, 19章 D	所司睦文
2〜5章	青栁ますみ
6, 7章	坂口みどり
11〜18章	中村泰子
19章 A〜C	横尾智子

1　生理学的検査の特徴

A　臨床検査技師の役割

> **学習の目標**
> ☐ 生理学的検査の種類　　　　☐ 他職種との業務のオーバー
> 　　　　　　　　　　　　　　　　ラップ

臨床検査技師が担う生理学的検査

①臨床検査技師は，厚生労働大臣の免許を受けて，臨床検査技師の
名称を用いて，医師または歯科医師の指示のもとに，厚生労働省
令で定める生理学的検査を行う．

②臨床検査技師は不正行為の禁止，信用失墜行為の禁止，秘密を守
る義務（守秘義務）などが遵守事項となっている．また，臨床検
査技師でない者は臨床検査技師という名称またはこれに紛らわし
い名称を使用してはならない（名称独占）．

③生理学的検査の基盤となるのは臨床生理学（≒生理検査学，生理
機能検査学）である．

臨床検査技師等に関する法律施行規則（厚生労働省令）で定められた生理学的検査

①心電図検査（体表誘導によるものに限る）

②心音図検査

③脳波検査（頭皮誘導によるものに限る）

④筋電図検査（針電極による場合の穿刺を除く）

⑤運動誘発電位検査

⑥体性感覚誘発電位検査

⑦基礎代謝検査

⑧呼吸機能検査（マウスピースおよびノーズクリップ以外の装着器
具によるものを除く）

⑨脈波検査

⑩熱画像検査

⑪眼振電図検査（冷水もしくは温水，電気または圧迫による刺激を加えて行うものを除く）

⑫重心動揺計検査

⑬持続皮下グルコース検査

⑭超音波検査

⑮磁気共鳴画像検査

⑯眼底写真検査（散瞳薬を投与して行うものを除く）

⑰毛細血管抵抗検査

⑱経皮的血液ガス分圧検査

⑲聴力検査（気導により行われる定性的な検査であって次に掲げる周波数および聴力レベルによるものを除いたものに限る）

　　イ　周波数1,000Hzおよび聴力レベル30dBのもの

　　ロ　周波数4,000Hzおよび聴力レベル25dBのもの

　　ハ　周波数4,000Hzおよび聴力レベル30dBのもの

　　ニ　周波数4,000Hzおよび聴力レベル40dBのもの

⑳基準嗅覚検査および静脈性嗅覚検査（静脈に注射する行為を除く）

㉑電気味覚検査および濾紙ディスク法による味覚定量検査

㉒直腸肛門機能検査

タスク・シフト／シェア（医師の働き方改革）に伴う業務範囲の拡大

①採血に伴い静脈路を確保し，電解質輸液（ヘパリン加生理食塩水を含む）に接続する行為

②直腸肛門機能検査〔バルーンおよびトランスデューサーの挿入（バルーンへの空気の注入を含む）ならびに抜去を含む〕

③持続皮下グルコース検査（当該検査を行うための機器の装着およ

聴力検査の除外項目
厚生労働省令で定める生理学的検査の⑲聴力検査の除外項目の記載は，学校保健安全法施行規則に規定されている，各種学校の教諭または養護教諭が行う児童，生徒，学生，幼児および職員の健康診断での聴力検査を除くためのものである．

び脱着を含む）

④運動誘発電位検査・体性感覚誘発電位検査に係る電極（針電極を含む）の装着および脱着

⑤検査のために，経口，経鼻または気管カニューレ内部から喀痰を吸引して採取する行為

⑥消化管内視鏡検査・治療において，医師の立会いのもと，生検鉗子を用いて消化管から組織検体を採取する行為

⑦静脈路を確保し，成分採血のための装置を接続する行為，成分採血装置を操作する行為，終了後に抜針および止血する行為

⑧超音波検査に関連する行為として，静脈路を確保し，造影剤を注入するための装置を接続する行為，当該造影剤の投与が終了した後に抜針および止血する行為

4 既存の制度のもとで臨床検査技師が実施可能な業務

①心臓・血管カテーテル検査，治療における直接侵襲を伴わない検査装置の操作

②負荷心電図検査等における生体情報モニターの血圧や酸素飽和度などの確認

③持続陽圧呼吸療法導入の際の陽圧の適正域の測定

④生理学的検査を実施する際の口腔内からの喀痰等の吸引

⑤検査にかかる薬剤を準備して，患者に服用してもらう行為

⑥病棟・外来における採血業務

⑦血液製剤の洗浄・分割，血液細胞（幹細胞等）・胚細胞に関する操作

⑧輸血に関する定型的な事項や補足的な説明と同意書の受領

⑨救急救命処置の場における補助行為の実施

⑩細胞診や超音波検査等の検査所見の記載

⑪生検材料標本，特殊染色標本，免疫染色標本等の所見の報告書の作成

⑫病理診断における手術検体等の切り出し

⑬画像解析システムの操作等

⑭病理解剖

5 他職種との業務のオーバーラップ

1．臨床検査技師と診療放射線技師が実施できる検査

超音波検査，磁気共鳴画像（MRI）検査．

2．臨床検査技師と診療放射線技師，視能訓練士が実施できる検査

眼底写真検査（散瞳薬を投与して行うものを除く）．

3．臨床検査技師と視能訓練士が実施できる検査

眼振電図検査（冷水もしくは温水，電気または圧迫による刺激を加えて行うものを除く）：エア・カロリック検査（空気による温度刺激検査），電気眼振図検査など．

4．臨床検査技師と言語聴覚士が実施できる検査

聴力検査（除外項目は前述のため省略）．

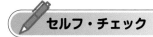
セルフ・チェック

A 次の文章で正しいものに○，誤っているものに×をつけよ．

	○	×
1. 臨床検査技師は政令で定める生理学的検査を行う．	□	□
2. 臨床検査技師はすべての心電図検査を実施できる．	□	□
3. 臨床検査技師は術中神経モニタリングにおいて，運動誘発電位を記録するための針電極を筋内へ刺入できる．	□	□
4. 臨床検査技師は超音波検査を実施できる．	□	□
5. 臨床検査技師はX線CT検査を実施できる．	□	□
6. 臨床検査技師は直腸肛門機能検査において，トランスデューサの肛門・直腸への挿入はできない．	□	□
7. 臨床検査技師は超音波検査において，患者への造影剤の投与はできない．	□	□
8. 臨床検査技師は超音波検査において，造影剤投与後の抜針ができる．	□	□
9. 臨床検査技師は持続陽圧呼吸療法（CPAP）導入の際の陽圧の適正域の測定ができる．	□	□
10. 臨床検査技師は検査を実施する際の口腔内からの喀痰の吸引ができる．	□	□
11. 臨床検査技師と診療放射線技師は磁気共鳴画像検査を実施できる．	□	□

A 1-×（厚生労働省令），2-×（体表誘導によるものに限る），3-○，4-○，5-×（実施できない），6-×（実施できる），7-×（実施できる），8-○，9-○，10-○，11-○

B

1．臨床検査技師が制限なく行うことができるのはどれか．
　　□　① 脳波検査
　　□　② 筋電図検査
　　□　③ 超音波検査
　　□　④ 心電図検査
　　□　⑤ 呼吸機能検査

2．臨床検査技師が単独で行うことができるのはどれか．
　　□　① 頭蓋内脳波検査
　　□　② 食道誘導心電図検査
　　□　③ 静脈性嗅覚検査
　　□　④ 単一筋線維筋電図検査
　　□　⑤ 電気味覚検査

3．超音波検査を実施できるのはどれか．**2つ選べ**．
　　□　① 作業療法士
　　□　② 臨床検査技師
　　□　③ 視能訓練士
　　□　④ 診療放射線技師
　　□　⑤ 言語聴覚士

4．エア・カロリック検査を実施できるのはどれか．**2つ選べ**．
　　□　① 作業療法士
　　□　② 臨床検査技師
　　□　③ 視能訓練士
　　□　④ 診療放射線技師
　　□　⑤ 言語聴覚士

B　1-③，2-⑤，3-②と④，4-②と③

B 緊急検査・ベッドサイド検査

学習の目標
□ 緊急検査　　　　　　　　　□ ベッドサイド検査

緊急検査

①血液ガス検査：日中・夜間を問わず緊急対応が必要.

②心電図検査：急性冠症候群, Ⅱ度房室ブロック(Mobitz Ⅱ型), 完全房室ブロック, short-run型心室期外収縮, R on T型心室期外収縮, 心室頻拍, 心室細動, 無脈性電気活動, 洞不全症候群など.

③脳波検査：神経救急における非痙攣性てんかん重積(NCSE), 重症意識障害, 法的脳死判定など.

④超音波検査：外傷の初期診療時に行われる迅速簡易超音波検査法はFASTとよばれる.

⑤その他.

緊急性・ベッドサイド検査

①検査の前中後を通して, 患者を十分に観察し, 変化がないことを確認する.

②検査室に来室できない患者に対しては, 検査機器を患者のベッドサイドに移動して検査を行う. ベッドサイド検査のポイントは, 検査機器の設置場所の確保とノイズ(アーチファクト)対策である.

③神経救急では, 持続脳波モニタリング(cEEG)または長時間ビデオ脳波モニタリング(vEEG)が実施されている.

④法的脳死判定時の脳波検査では, 厳格な基準に則った脳波記録を行う必要がある. 聴性脳幹反応(ABR)の記録が推奨されている.

⑤救命救急においてベッドサイドで行われる超音波検査はPOCUSとよばれる.

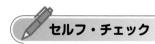
セルフ・チェック

A 次の文章で正しいものに○, 誤っているものに×をつけよ.

	○	×
1. 血液ガス検査は緊急性が低い.	□	□
2. 心電図検査でBrugada症候群が疑われた場合, 心臓ペースメーカーの留置が検討される.	□	□
3. 急性冠症候群は急速に病態が悪化する可能性がある.	□	□
4. 非痙攣性てんかん重積(NCSE)は脳波検査を実施しなければ診断できない.	□	□
5. ポータブル脳波検査では交流障害のノイズが混入しやすい.	□	□
6. 法的脳死判定の脳波検査は臨床検査技師が実施できる.	□	□
7. 救命救急における迅速簡易超音波検査法はcEEGとよばれる.	□	□

B

1. 心電図検査で完全房室ブロックが観察された. 臨床検査技師が最初に行う行為はどれか.
   - □ ① 胸骨圧迫
   - □ ② AEDの手配
   - □ ③ 医師への連絡
   - □ ④ 自発呼吸の確認
   - □ ⑤ Holter心電図の装着

2. 法的脳死判定において臨床検査技師が行う行為はどれか.
   - □ ① 無呼吸テスト
   - □ ② 対光反射の確認
   - □ ③ 前庭反射の確認
   - □ ④ 平坦な脳波の検出
   - □ ⑤ 眼球頭反射の確認

A 1-×(緊急性が高い), 2-×(植込み型除細動器(ICD)), 3-○, 4-○, 5-○, 6-○, 7-×(FAST)

B 1-③, 2-④

C　患者心理と対応・事前の検査 説明・安全対策・感染対策

学習の目標

□ 患者に対する医療接遇と 　マナー

□ 名乗らせ確認

患者心理と対応

①患者のストレス：疾病や治療に伴う不安や痛み，生活や行動の制限など．

②患者の一般的な特徴：心気傾向，自己中心性，依存性，退行，攻撃性，猜疑心など．

③患者に対する身体的かつ精神的な配慮：挨拶，表情（笑顔），身だしなみ，公平で明るい態度，正しい言葉づかいには特に気をつける．

事前説明

検査の開始前に，検査の目的や方法，注意事項などについて丁寧でわかりやすい言葉で説明し，同意を得る．

安全対策・感染対策

①検査に先立ち，患者自身に2項目以上の個人情報を名乗らせ確認し，患者の取り違えがないことを確認する．入院患者の場合は，腕に装着したバーコード付きリストバンドによって患者確認を行う．

②院内感染対策マニュアルを通読・習熟するとともに，可能なかぎり，患者に直に接する器具はディスポーザブル製品を活用する．検査機器の清掃・消毒などを含めた保守点検は，検査機器の取扱説明書を参照しながら実施する．

4 **医療安全に関する用語**

①医療事故（アクシデント）：ミスが事故に至ったケース.

②インシデント（ヒヤリハット）：ミスはあったが事故に至らなかったケース.

③インテグレーション：社会福祉サービスの利用者が, 他者と変わりなく社会と密着して生活できるように援助すること.

④患者エンパワメント：患者が積極的に治療や介護に参加するという考え方.

⑤リスクアセスメント：潜在的な危険性または有害性を見つけ出して評価し, これを除去・低減するための手法.

⑥リスクマネジメント：想定される危険を回避する手段を事前に考え, ミスや事故を未然に防ぐための管理.

 臨床生理学

臨床生理学は, 心電図検査やスパイロメトリに代表される循環呼吸機能検査学, 脳波検査や筋電図検査に代表される脳神経筋機能検査学, 各種超音波検査やMRI検査に代表される画像検査学, 聴覚・平衡機能検査や味覚・嗅覚検査に代表される感覚機能検査学などの総称です.

生理学的検査は生身の患者を対象とした検査です. 単に検査法の理解のみならず, さまざまな疾病や病態を理解し, 検査所見がわかる臨床検査技師を目指しましょう.

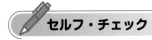

セルフ・チェック

A 次の文章で正しいものに○，誤っているものに×をつけよ．

○ ×

1. 検査に先立ち，臨床検査技師は検査の目的や方法，注意事項などについて患者が理解できる言葉を選び，丁寧に説明することが求められている． □ □

2. 患者自身に自らの氏名と生年月日を名乗らせ，患者確認を行った． □ □

3. 心電図検査で邪魔になったので，患者の腕についているバーコード付きリストバンドを切った． □ □

4. 心電図検査も脳波検査も，可能であればディスポーザブル電極を使用する． □ □

B

1. 安全を脅かす異変が発生したが，患者に影響を及ぼすことがなかった事例を表すのはどれか．
   - □ ① 医療事故（アクシデント）
   - □ ② リスクアセスメント
   - □ ③ インシデント
   - □ ④ インテグレーション
   - □ ⑤ 患者エンパワメント

2. 感染対策として有効なのはどれか．
   - □ ① ディスポーザブル製品の活用
   - □ ② メディカルスタッフの連携
   - □ ③ 名乗らせ確認の厳守
   - □ ④ 電子カルテシステムの活用
   - □ ⑤ 指さし確認の励行

A 1-○，2-○，3-×（バーコード付きリストバンドは患者識別のツールの一つなので，切ったり外したりしてはいけない），4-○

B 1-③，2-①

2　循環系検査の基礎

A　循環生理

 循環の仕組み

循環は心臓，血管，血液の3要素によって構成されている．

1．体循環と肺循環

①体循環（大循環）：左室（動脈血）→組織に酸素供給（毛細血管）→右房（静脈血）．

②肺循環（小循環）：右室（静脈血）→肺動脈（静脈血）→肺毛細血管（動脈血）→肺静脈（動脈血）→左房（動脈血）．

2．脳循環

脳循環血量は心拍出量の約15％（約750mL/分）．血圧が変動してもほぼ一定．Pa_{CO_2}（動脈血二酸化炭素分圧）のわずかな増加で脳血管は拡張する．

3．血圧

①心臓の収縮力，有効循環血液量，血管抵抗に依存する．

②正常血圧：最高血圧（収縮期血圧）120mmHg未満，かつ最低血圧（拡張期血圧）80mmHg未満．

・高血圧　：最高血圧（収縮期血圧）140mmHg以上，あるいは最低血圧（拡張期血圧）90mmHg以上．

③脈圧：最高血圧（収縮期血圧）－最低血圧（拡張期血圧）

④平均血圧：最低血圧（拡張期血圧）＋ $\dfrac{脈圧}{3}$

4．体液の組成と血行動態

①体液（体重の約60％）：

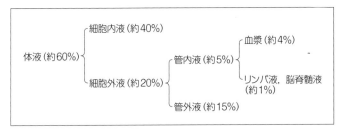

体液の組成
%は体重に占める割合.

- 細胞内液(約40％)：K$^+$(カリウムイオン)が最も多く，少量の Na$^+$(ナトリウムイオン)やHPO$_4^{2-}$(リン酸水素イオン)，蛋白質 イオンが含まれる.
- 細胞外液(約20％)：Na$^+$やCl$^-$(クロールイオン)が最も多く，少量のK$^+$やHCO$_3^-$(血漿重炭酸イオン)が含まれる.
- 人体の水分量：小児＞成人，男子＞女子，若年者＞老人.
②血液量は体重の約1/13(約8％)である.
③心拍数：60～100拍/分.
④1回拍出量：60～70mL(安静時).左右心室で同じ.
⑤心係数(心拍出係数，cardiac index；CI)：約3.2L/分/m^2.
- 体格によって心拍出量は異なるため，心拍出量を体表面積で除した値.心拍出量を客観的に評価.2.2L/分/m^{2}以下で末梢循環不全徴候が出現.
⑥静脈還流：心臓に戻る血液.
- 静脈還流量に影響を与える因子：交感神経調節，筋肉のポンプ作用，重力，静脈弁の逆流防止作用，胸部および腹部のポンプ作用，心臓の吸引作用.

 各臓器への血流配分 (安静時)

体循環では各臓器の循環は並列に配置されており，組織が必要とする酸素や栄養の量に依存して血流配分がなされている.
脳：約15％(約750mL/分)，心臓(冠循環)：約5％(約250mL/分)，肝臓および胃腸：約20～25％(約1,250mL/分)，腎臓：約20％(約1,000mL/分)，骨格筋：約15～20％(約1,000mL/分)，皮膚：約3～6％(約300mL/分)，その他：約10％(約500mL/分).

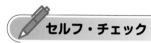

セルフ・チェック

A　次の文章で正しいものに○，誤っているものに×をつけなさい．

　　　　　　　　　　　　　　　　　　　　　　　　　　　　○　×

1. 体循環では酸素の豊富な動脈血が左室から動脈を経て全身に送られる． □ □
2. 肺動脈には酸素の豊富な動脈血が流れている． □ □
3. 肺胞で酸素を得て動脈血となった血液は肺静脈を経て左房に戻る． □ □
4. 脳循環の血流量は血圧が変動すると増加する． □ □
5. 脳血管は動脈血二酸化炭素分圧の増加で収縮する． □ □
6. 血圧は心臓の収縮力，有効循環血液量，血管抵抗に依存する． □ □
7. 脈圧は収縮期血圧と拡張期血圧を加えて算出する． □ □
8. 血液量は体重の約1/13（約8％）である． □ □
9. 心係数が2.2L/分/m^{2}以下で末梢循環不全徴候が出現する． □ □
10. 重力は静脈還流量には影響しない． □ □

B

1. 成人で異常値はどれか．

　　□　① 心拍数 ——————————— 70回/分
　　□　② 血　圧 ——————————— 110/70mmHg
　　□　③ 心係数（CI）————————— 1.7L/分/m^2
　　□　④ 血液量（体重60kg）————— 4.6L
　　□　⑤ 1回拍出量（安静時）———— 65mL

A　1-○，2-×（二酸化炭素を多く含む静脈血），3-○，4-×（血圧が変動してもほぼ一定），5-×（拡張する），6-○，7-×（収縮期血圧から拡張期血圧を除く），8-○，9-○，10-×（重力は静脈還流量に関係する）
B　1-③（心係数基準値は約3.2L/分/m^2）

2．静脈血の心臓への還流に**関係ない**のはどれか．
- ☐ ① 重　力
- ☐ ② 筋収縮
- ☐ ③ 静脈弁の逆流防止作用
- ☐ ④ 呼吸運動
- ☐ ⑤ 心室内興奮伝導路

3．正しいのはどれか．**2つ選べ**．
- ☐ ① 細胞内液より細胞外液のほうが多い．
- ☐ ② 血漿は細胞内液である．
- ☐ ③ 細胞内液はカリウムイオンがナトリウムイオンより多い．
- ☐ ④ 細胞外液で最も多い陰イオンはクロールイオンである．
- ☐ ⑤ 体重1kgあたりの水分量は乳児より老人のほうが多い．

B　2-⑤，3-③と④（①細胞外液＜細胞内液，②細胞外液である，⑤若年者＞老人）

B 心臓

学習の目標

☐ 心臓の構造
☐ 心臓の生理的機能
☐ 心内圧
☐ 心周期，心時相
☐ 神経支配，循環反射
☐ 冠動脈

心臓の構造と機能

①心臓の重量は健常成人で約200〜300g.

②心内膜，心筋層，心外膜の3層からなり，心内膜は弁輪を形成.

③心臓の弁膜は三尖弁，肺動脈弁，僧帽弁，大動脈弁からなり，僧帽弁は唯一の二尖弁である.

④右心系は肺血管抵抗が低く低圧で，左心系は体血管抵抗が高く高圧である.

⑤心臓の内腔は心内膜でおおわれ，順行性血流を保持している.

⑥心膜と心外膜に囲まれる心膜腔には少量の心嚢液がある.

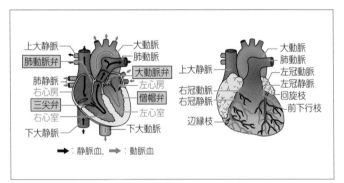

心臓の解剖

（下澤達雄：心・血管系，最新臨床検査学講座 生理学（奈良信雄，和田隆志編）．p12，医歯薬出版，2018）

心内圧

心内圧の基準範囲（mmHg）

右房圧	平均 ：1〜5	**左房圧**	平均 ：2〜12
	a波 ：2.5〜7		a波 ：4〜16
	v波 ：2〜7.5		v波 ：6〜21
右室圧	収縮期：17〜32	**左室圧**	収縮期：90〜140
	拡張期：1〜7		拡張期：5〜12
肺動脈圧	平均 ：9〜19	**大動脈圧**	平均 ：70〜105
	収縮期：17〜32		収縮期：90〜140
	拡張期：4〜13		拡張期：60〜90
肺動脈楔入圧	平均 ：4.5〜13	a波：心房収縮波. v波：心室収縮期にみられる.	

心周期と心時相

①心周期：心臓の収縮，拡張の1回の経過のこと.

②心時相：収縮期と拡張期からなる（心音のI，II音で分ける）.

> a. 収縮期（心音のI-II音間，機械的収縮時間ともいう）：
> ・等容収縮期：心室の収縮開始から大動脈弁が開くまで. 左室容積は変わらず，左室圧は急上昇する.
> ・駆出期：大動脈弁の開放から閉鎖まで.
> b. 拡張期（心音のII-I音間）：
> ・等容弛緩期：大動脈弁の閉鎖から僧帽弁の開放まで. 左室容積は変わらず，左室圧は急低下する.
> ・流入期：僧帽弁の開放から心房の収縮の開始まで.
> ・前収縮期（心房収縮期）：心房の収縮開始から心室の収縮開始まで.

③心拍出量（mL/分）：1回拍出量（mL/拍）×心拍数（拍/分）

・血液循環量（前負荷），心収縮力*，血圧（後負荷）に依存.

*心収縮力：スターリング（Starling）の法則によって，心室拡張期容積の増加に伴い心収縮力も増加する.

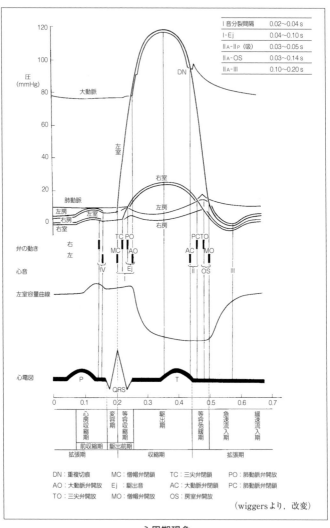

心周期現象

(川良徳弘：循環器系検査の基礎, 最新臨床検査学講座 生理機能検査学 (東條尚子, 川良徳弘編). 第2版, p9, 医歯薬出版, 2022)

神経支配と循環反射

①自律神経の心臓血管中枢（循環中枢，血管運動中枢ともいう）は
延髄にある．交感神経緊張により心拍数，心収縮力，血圧は上昇
し，迷走神経緊張により低下する．

②循環系の調節（循環反射）．

Bainbridge（ベインブリッジ）反射	心房に対する静脈還流量が増加すると心拍数が増加（頻脈）する
Aschner（アシュネル）反射（Aschner現象）	眼球を強く圧迫すると心拍数が減少（徐脈）する
圧受容体反射（高圧受容器反射）	圧受容器が頸動脈洞と大動脈弓の血管壁に存在．血圧上昇に刺激を受け，迷走神経が刺激され，交感神経系が抑制され心拍数が減少（徐脈）する
化学受容器反射	Pa_{O_2}の低下やPa_{CO_2}の上昇により頸動脈小体や大動脈小体が興奮．心臓血管中枢では交感神経を刺激し心拍数増加・血圧上昇が起こる（呼吸中枢では呼吸数が増加する）

 冠動脈の構造と機能

①冠循環：心筋に対する血管系は冠動脈と冠静脈．酸素消費量は
250 mL/分（心拍出量の約5％）．

②冠動脈は心臓の栄養血管であり，大動脈基部であるバルサルバ洞
に始まり，右冠動脈と左冠動脈主幹部に分岐．左冠動脈主幹部は
さらに左前下行枝と左回旋枝に分かれる．

③冠動脈の血流は心臓が弛緩している拡張期に流れ，収縮期は心筋
内圧が高いため流れにくい．

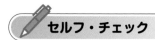

セルフ・チェック

A　次の文章で正しいものに○，誤っているものに×をつけなさい.

	○	×
1. 健常成人の心臓の重量は約200〜300mgである.	□	□
2. 僧帽弁は唯一の二尖弁である.	□	□
3. 右心系の圧力＞左心系の圧力 である.	□	□
4. 心臓は内腔から心内膜，心筋層，心外膜となる.	□	□
5. 左室圧が急上昇し，大動脈弁が開いている間は流入期という.	□	□
6. 等容収縮期の開始は大動脈弁閉鎖に一致する.	□	□
7. 左室の容積は拡張末期に最大となる.	□	□
8. 心拍出量は1回拍出量×心拍数で算出できる.	□	□
9. 心収縮力はスターリングの法則に従う.	□	□
10. 頸動脈洞を圧迫すると心拍数は減少する.	□	□
11. Aschner反射は心拍出量を減少させる.	□	□
12. 静脈還流量が増加すると心拍数は低下する.	□	□
13. 心臓の酸素消費量は250mL/分である.	□	□
14. 冠動脈は心臓の栄養血管である.	□	□
15. 冠動脈の最大血流は収縮期に生じる.	□	□

B

1. 健常成人でみられるのはどれか.
   - □ ① 拡張期の大動脈圧は左室圧より高い.
   - □ ② 肺動脈弁閉鎖は大動脈弁閉鎖より先に起こる.
   - □ ③ 左冠動脈血は収縮期に多く流れる.
   - □ ④ 吸気により一過性に徐脈を生じる.
   - □ ⑤ 心拍出量は心収縮力に依存しない.

A　1-×（約200〜300g），2-○，3-×（右心系の圧力＜左心系の圧力），4-○，5-×（駆出期），6-×（僧帽弁閉鎖），7-○，8-○，9-○，10-○，11-○，12-×（心拍数は増加する），13-○，14-○，15-×（拡張期に生じる）
B　1-①（②大動脈弁閉鎖（AC）が先，③拡張期に多く流れる，④一過性に頻脈を生じる，⑤心収縮力に依存する）

2．正しいのはどれか．

- ☐ ① 全血液量は体重の約1/3を占めている．
- ☐ ② 心拍出量は正常では500〜800mL/分である．
- ☐ ③ 健常成人では体血流量より肺血流量が30％ほど少ない．
- ☐ ④ 収縮期の大動脈圧は肺動脈圧より高い．
- ☐ ⑤ 冠循環での血流配分は心拍出量の約15％である．

3．正しいのはどれか．2つ選べ．

- ☐ ① 心臓の重量は健常成人で400〜600gである．
- ☐ ② 健常成人では右室心拍出量と左室心拍出量は等しい．
- ☐ ③ 大動脈収縮期圧は左室収縮期圧とほぼ等しい．
- ☐ ④ 健常成人の1回左室心拍出量は100〜120mLである．
- ☐ ⑤ 健常成人の収縮期の肺動脈圧は大動脈圧より高い．

4．健常成人で正しいのはどれか．2つ選べ．

- ☐ ① 左室拡張期圧＞大動脈拡張期圧
- ☐ ② 肺動脈拡張期圧＞大動脈拡張期圧
- ☐ ③ 右室収縮期圧＞大動脈拡張期圧
- ☐ ④ 右室収縮期圧＞左室拡張期圧
- ☐ ⑤ 肺動脈収縮期圧＞右室拡張期圧

5．正しいのはどれか．2つ選べ．

- ☐ ① 左室内圧は等容収縮期で急に上昇する．
- ☐ ② 左冠動脈の最大血流は駆出期に生じる．
- ☐ ③ 等容弛緩期の始まりは僧帽弁開放に一致する．
- ☐ ④ 緩速流入期は心電図T波に一致する．
- ☐ ⑤ 左室容積は拡張末期に最大となる．

B 　2-④（①約1/13（約8％），②1回拍出量×心拍数で求める．安静時健常成人で約5L/分，③原則，左右心拍出量は等しいため，差がない，④大動脈圧約90〜140mmHg，肺動脈圧約17〜32mmHg，⑤心拍出量の約5％），3-②と③（①約200〜300g，④平均約60〜70mL，⑤肺動脈圧＜大動脈圧），4-④と⑤（健常成人では左室収縮期圧＞大動脈拡張期圧＞右室収縮期圧＝肺動脈収縮期圧＞肺動脈拡張期圧＞左室拡張期圧＞右室拡張期圧），5-①と⑤（②拡張期に最大血流，③大動脈弁の閉鎖に一致，④T波は収縮期と一致）

3 心電図検査

A 心電図発現の基礎

学習の目標

□ 固有心筋と特殊心筋　　　　□ 心筋の機能と電気現象
□ 全か無かの法則　　　　　　□ 脱分極と再分極
□ 刺激伝導系　　　　　　　　□ 不応期

 心電図発現の機構

①心筋には固有心筋（作業心筋ともいい，機械的作業を担う）と特殊心筋（電気的活動：刺激伝導系を担う）がある．

②心筋は機能的合胞体であり，心筋細胞膜の興奮性，伝導性，自動性と筋線維の収縮性をもとに機能する．前3者は電気現象で，主に心電図発現にかかわる．

③心筋の興奮は全か無かの法則に従う．

④自動性は刺激伝導系（洞結節→房室結節→His（ヒス）束→左右脚→Purkinje（プルキンエ）線維からなる）の一部に局在する．

⑤洞結節は心臓のペースメーカーといわれ，歩調どりを行い，60〜100回/分の刺激を発する．洞結節の自動能は頻度が最も高い（健常成人の心拍数と同等）．

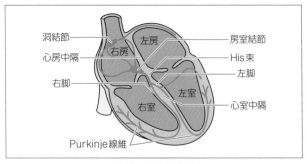

心臓の刺激伝導系

⑥興奮の伝導時間は房室結節が最も遅く, Purkinje線維が最も速い.

⑦心筋細胞の電気的活動:

・静止状態の心筋細胞に微小電極を刺入すると, −70mVの陰性電圧を示す(静止膜電位).

・細胞が静止状態のときには, 細胞外がプラス電位, 細胞内がマイナス電位でいわゆる分極の状態にある.

・心筋細胞に興奮が伝わると, 正の電位が得られ興奮(脱分極)が起こり, その後再び元の静止膜電位に戻る(再分極).

・この一連の膜電位変化は活動電位とよばれ, この電位は心筋細胞の表面電位が, 分極<脱分極であることから発生する.

⑧絶対不応期:どのような強い刺激にも心筋細胞が全く反応できない期間.

⑨相対不応期:絶対不応期を過ぎ, 強い刺激には反応するようになる時期.

⑩受攻期:相対不応期のなかにあり, 一過性に興奮が高まる時期. T波の頂上付近であり, 受攻期に強い刺激が加わると(心室期外収縮など), 容易に心室細動を起こす.

⑪心電図は電位の分布の変化と誘導の仕方に依存する.

⑫心電図は装着した2つの電極間の電位差の変化を表し, 個々の心電図波形から, その誘導の電位の方向の心起電力の大きさを推定することができる.

心筋の特徴—機能的合胞体

心筋は骨格筋と同様に横紋筋であり, 多数の筋線維から構成されている. 心筋は, ギャップ結合(細胞間連絡チャネルであり, 2つの細胞質同士を直接つなぐ)により, 隣接する筋線維(筋細胞)と電気的につながっており, 刺激を受けた1カ所の筋線維が単独で動くのではなく, 多数の心筋線維があたかも1つの筋線維のようにほぼ同時に動く. これを機能的合胞体とよぶ.

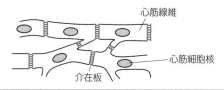

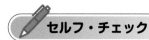

セルフ・チェック

A 次の文章で正しいものに○，誤っているものに×をつけなさい.

	○	×
1. 刺激伝導系は固有心筋である.	□	□
2. 心筋は自律的に全体で協調して収縮する機能的合胞体である.	□	□
3. 心機能の興奮性，伝導性，収縮性は電気現象である.	□	□
4. 心筋の興奮は全か無かの法則に従う.	□	□
5. 洞結節は心臓のペースメーカーといわれる.	□	□
6. 興奮刺激の発生回数は房室結節が最も多い.	□	□
7. 興奮の伝導速度は洞結節が最も遅い.	□	□
8. 静止膜電位は−70mVである.	□	□
9. 脱分極・再分極という心筋細胞の一連の膜電位変化を活動電位という.	□	□
10. 受攻期は絶対不応期のなかにある.	□	□

B

1. 心臓の刺激伝導系について**誤っている**のはどれか.
   - □ ① 心臓の歩調どり（ペースメーカー）は洞結節が行う.
   - □ ② Purkinje線維の刺激（興奮）伝導速度は脚のそれより速い.
   - □ ③ 房室結節は心室中隔にある.
   - □ ④ 刺激伝導系は特殊心筋である.
   - □ ⑤ 房室結節からの刺激（興奮）はHis束に伝わる.

A 1-×（特殊心筋），2-○，3-×（興奮性，伝導性，自動性），4-○，5-○，6-×（洞結節が最も多い），7-×（房室結節が最も遅い），8-○，9-○，10-×（相対不応期の中にある）

B 1-③（右心房の中隔側三尖弁上部に位置）

2．自動性で刺激発生頻度が最も高いのはどれか．
- ☐ ① 洞結節
- ☐ ② 心　房
- ☐ ③ 房室結節
- ☐ ④ His束
- ☐ ⑤ 心　室

B 2-①（刺激の発生頻度は洞結節が最も高く，下位（心室側）に行くほど低くなる）

B 心電図の基礎と正常心電図

 心電図波形の成り立ちと計測

①心電図波形の名称および計測.

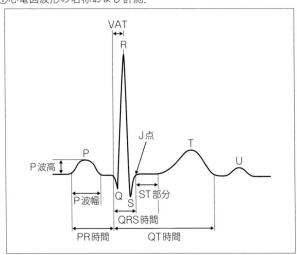

心電図波形の名称

②P波：心房の脱分極の波形. 前2/3は右房, 後ろ2/3は左房の興
奮でその融合波. 幅≦0.11秒, 高さ<0.25mV（II, III, aV_F）.

③QRS波：心室の脱分極の波形. 左右心室内膜側から外膜側に向

かって広がる興奮. QRS時間（心室内興奮伝達時間）は0.06～0.10
秒.

④PR（PQ）時間：房室伝導時間. 両心房の興奮から房室結節を経
て His束, Purkinje線維と伝導する時間を含む. この時間のほと
んどは, 興奮伝導速度の遅い房室結節での時間となる. 0.12～
0.20秒（小児0.11～0.16秒）.

⑤R-R間隔：心室の興奮から次の心室の興奮までにかかる時間.
0.6～1.0秒.

⑥心室興奮到達時間（ventricular activation time；VAT）：心内膜下
から心外膜下に興奮が広がるまでに要する時間. 誘導による違い
がある.
  ・V_1（右室）：0.035秒以下.
  ・V_5～V_6（左室）：0.045秒以下.

⑦T波：心室の再分極の過程. 幅は0.10～0.25秒. 高さはR波の
高さの1/10以上（陽性T波の上限は0.12mV）.

⑧ST部分：心室全体の興奮終了に相当する.

⑨J（junction）点：QRS波からST部分に移行する部分. ST低下や
上昇の診断に重要な指標.

⑩QT時間：心室の興奮が始まって終わるまでの電気的収縮時間.
心拍数に依存するので, R-R間隔1秒の場合の補正QT時間
（corrected QT；QTc）で評価. 補正QT時間は, 先行R-R間隔
（秒）を用いて QT/$\sqrt{\text{R-R}}$（Bazettの式）または QT/$\sqrt[3]{\text{R-R}}$（Fridericia
の式）で算出. 健常成人で0.35～0.44秒.

⑪U波：T波の後に出現する小さな波. 成因は不明である.

⑫心電図の記録速度は25mm/秒. 感度は10mm/mV.

⑬心拍数は, 60/R-R間隔（mm）×0.04秒で算出する.

2 誘導法と誘導の意味

標準12誘導心電図は, 左右の手, 左足, 胸部6個の電極から得ら
れた12個の心電図をいう.

1．双極肢誘導

起電力が入力される電極（関電極）間の電位差を記録．

$$\begin{cases} \text{I 誘導 右手－左手間の電位差 I}=\text{L}-\text{R} \\ \text{II 誘導 右手－左足間の電位差 II}=\text{LF}-\text{R} \\ \text{III 誘導 左手－左足間の電位差 III}=\text{LF}-\text{L} \end{cases}$$

・アイントーベンの式：II＝I＋III（P，QRS，T波などの高さ）

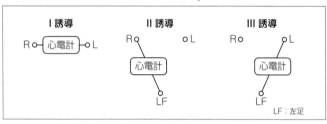

双極肢誘導

2．Goldberger の増大単極肢誘導

起電力が入力される電極（関電極）と起電力の影響を受けない（0に等しい）電極（不関電極）との電位差を記録．

$$\begin{cases} \text{aV}_\text{R} \text{誘導} \\ \text{aV}_\text{L} \text{誘導} \\ \text{aV}_\text{F} \text{誘導} \end{cases}$$
Wilson の結合電極からそれぞれ右手，左手，左足の電極をはずし，はずした電極との電位差を記録する．V_R，V_L，V_Fの1.5倍の波形が得られる．

・Wilson の結合電極：右手，左手，左足を，抵抗を介して1点で結んだ点（平均電位で電位は0とみなす）．

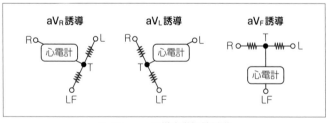

Goldberger の増大単極肢誘導

3．単極胸部誘導

　関電極を胸壁に置き，不関電極をWilsonの結合電極に置いて電位差を記録．

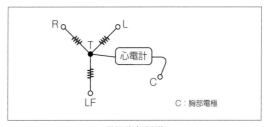

単極胸部誘導

標準12誘導と電極装着

誘導	誘導名		関（正）電極	不関（負）電極
I	前額面誘導	双極肢誘導	左手（L＋）	右手（R−）
II			左足（LF＋）	右手（R−）
III			左足（LF＋）	左手（L−）
aV$_R$		単極肢誘導	右手（R）　赤	Wilsonの結合電極から各誘導の関電極をはずした中間端子
aV$_L$			左手（L）　黄	
aV$_F$			左足（LF）　緑	
V$_1$	水平面誘導	単極胸部誘導	C$_1$：白-赤 第4肋間胸骨右縁	Wilsonの結合電極
V$_2$			C$_2$：白-黄 第4肋間胸骨左縁	
V$_3$			C$_3$：白-緑 C$_2$とC$_4$の中点	
V$_4$			C$_4$：白-茶 第5肋間と左鎖骨中線との交点	
V$_5$			C$_5$：白-黒 C$_4$と同じ高さで左前腋窩線上	
V$_6$			C$_6$：白-紫 C$_4$と同じ高さで左中腋窩線上	
中性電極　右足　黒				

V$_5$，V$_6$誘導はV$_4$と同じ高さであり，第5肋間の位置とはかぎらない．

誘導の意味

誘導名	心起電力反映の位置
I, aV_L	左室前側壁，高位側壁
II, III, aV_F	下壁
aV_R	心室内腔
V_1, V_2	右室，心室中隔，左室後壁の鏡像
V_3, V_4	左室前壁，心尖部
V_5, V_6	左室側壁

4．電気軸

①洞結節で発生した刺激が心房を経て房室結節に到着し，心室筋が
　興奮する際，一定の大きさをもつ起電力が生じる．この起電力が
　示す心臓のベクトル方向を電気軸という．

電気軸

正常軸	$-30°\sim+90°$（許容範囲$-30°\sim+110°$）
左軸偏位	$-90°\sim-30°$
右軸偏位	$+90°\sim+180°$（許容範囲$+110°\sim+180°$）

②前額面電気軸の求め方：31ページの例のように，IとII誘導（ま
　たはaV_F誘導）を用いて代数和を求め，図にプロットして割り出
　す．

$V_1\sim V_6$以外の胸部誘導

①右側胸部誘導：関電極をV_3,V_4,V_5,V_6の電極の位置と胸骨をはさんで左右
　対称の部位に置く．右側に装着したことを表す "R" を右下に表示し，そ
　れぞれV_{3R},V_{4R},V_{5R},V_{6R}とする．右胸心や右室梗塞などで有用．
②右背部誘導：関電極をV_7,V_8,V_9まで装着する．右室梗塞，後壁梗塞など
　で有用．
　　V_7：V_4と同じ高さで左後腋下線との交点．
　　V_8：V_4と同じ高さで左肩甲中線との交点．
　　V_9：V_4と同じ高さで脊椎左縁との交点．
現在では，理論的に右側胸部誘導（V_{3R}, V_{4R}, V_{5R}）と左背部誘導（V_7, V_8, V_9）
を導出できる18誘導心電計がある．

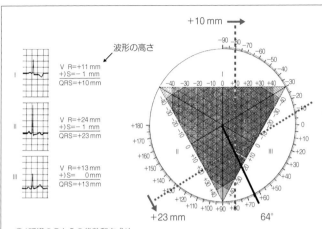

①I誘導のRとSの代数和を求め,
これを右図のI誘導軸にプロットする(例では+10).
②Ⅱ誘導のRとSの代数和を求め,
これを右図のⅡ誘導軸にプロットする(例では+23).
③①と②のプロットした点から垂線を引き,その交点を求める.
④円の中心から③で求めた交点に線を引き,これを円周まで伸ばし,
その交点を前額面の電気軸とする(例では+64°).

電気軸の求め方(例)

(川良徳弘:心電図検査,最新臨床検査学講座 生理機能検査学(東條尚子,川良徳弘編).
第2版,p17,医歯薬出版,2022を一部改変)

目測での判定方法:IとⅡ(またはaV_F)
誘導のQRS波形が,上向き優勢なのか
下向き優勢なのかで判定する.

	I	Ⅱ (aV_F)
正常軸	+	+
左軸偏位	+	−
右軸偏位	−	+

5. 回転

①心臓の水平面における電気軸の指標.心臓の縦軸周囲方向の回転
を示し,心尖から見た際に正常の心臓の位置に比べて右回りに回
転しているものを「時計方向回転」,反対に左回りに回転している
ものを「反時計方向回転」とよぶ.

②単極胸部誘導にてR/S=1(R波とS波の振幅が等しい)となる部
位を移行帯という.移行帯は心室中隔の位置にほぼ一致するた
め,この位置によって回転を判断する.

③健常成人では移行帯はV_2とV_3の間からV_4の範囲にある.
・移行帯がV_1, V_2側に偏位：反時計方向回転.
・移行帯がV_5, V_6側に偏位：時計方向回転.

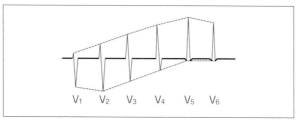

移行帯

健常成人のQRS波は, 肢誘導ではⅠまたはⅡ誘導のR波が高い. 胸部誘導では
R波はV_1～V_5にかけて徐々に大きくなり, V_6でやや小さくなる. S波はV_1よ
りもV_2が深く, V_3～V_6の順で浅くなる.

正常小児の心電図

小児の心電図は, 成人の心電図と種々の点で異なっている.
①胎児期から右室優位像が存在：小児の心電図は成人の右室肥大心電図に
似る. 肢誘導で平均電気軸は右軸偏位を呈する.
②年齢とともに徐々に成人の心電図に移行.
③新生児期は低電位差であるが, 学童期になると成人より高電位差になる.
胸部誘導で$V_{1,2}$のR波が大きくS波が小さい. 成長に伴い$V_{1,2}$のR波が
小さくS波が大きくなる. また, $V_{5,6}$のR波が大きくなる.
④胸部誘導のT波は年齢によって変化する.
・$V_{1～4}$のT波は逆転：若年性T波 (juvenile T) とよばれる. 成長に伴い胸
部誘導の陰性T波はV_4, V_3の順に陽転し, 通常20歳までにV_1を残す全
胸部誘導で陽性となる.
⑤PR (PQ) 時間, QRS時間, T持続時間などは年齢によって変化する.
・PR (PQ) 時間：年齢的な因子だけでなく, 心拍数そのものによっても変
化する. 一般的に徐脈になるとPR時間は延長する傾向にある. 基準範
囲は乳児期0.08～0.12秒, 幼児期0.08～0.14秒, 6～8歳0.10～0.16
秒, 9～15歳0.10～0.18秒.
・QRS時間：年齢とともに延長する. 基準範囲は新生児0.065秒以内,
10歳以下の小児で0.1秒以内. 10歳以上の学童, 成人では0.12秒以内.

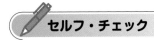

セルフ・チェック

A 次の文章で正しいものに○，誤っているものに×をつけなさい．

　　　　　　　　　　　　　　　　　　　　　　　　　　　　○　×

1. P波は心房の再分極を表す波形である． □ □
2. PR時間は房室伝導時間である． □ □
3. 健常成人のPR時間は0.12〜0.20秒である． □ □
4. VATは誘導による違いがある． □ □
5. QT時間を機械的収縮時間という． □ □
6. QT時間は心拍数による影響を受ける． □ □
7. 健常成人のQTcは0.35〜0.44秒である． □ □
8. R-R間隔から心拍数を算出することができる． □ □
9. Ⅰ，Ⅱ，Ⅲ誘導はGoldbergerの増大単極肢誘導である． □ □
10. Ⅰ誘導の関電極は右手である． □ □
11. Ⅲ誘導の不関電極は左足である． □ □
12. aV$_L$の関電極は左手である． □ □
13. aV$_F$の不関電極はWilsonの結合電極である． □ □
14. 双極肢誘導におけるQRS波の振幅はⅡ＝Ⅰ＋Ⅲの関係が成り立つ． □ □
15. 心電図の右手と左手の電極を逆に装着すると，Ⅰ誘導のP波とT波は逆転する． □ □
16. 単極胸部誘導の関電極は胸壁に置く． □ □
17. V$_5$誘導は第5肋間と左前腋窩線との交点に電極を置く． □ □
18. Ⅱ，Ⅲ，aV$_F$誘導は心室の側壁の心起電力を反映する． □ □
19. 正常電気軸は−30°〜＋90°の範囲である． □ □
20. 移行帯がV$_2$にみられる場合は時計方向回転と考えられる． □ □

A 1-×（脱分極），2-○，3-○，4-○，5-×（電気的収縮時間），6-○，7-○，8-○，9-×（双極肢誘導），10-×（左手，関電極＝正電極），11-×（左手），12-○，13-×（Wilsonの結合電極から左足の電極をはずした中間端子），14-○，15-○，16-○，17-×（V$_5$誘導はV$_4$と同じ高さであり，第5肋間とはかぎらない），18-×（下壁の心起電力を反映．側壁はⅠ，aV$_L$，V$_5$，V$_6$である），19-○，20-×（反時計方向回転）

B

1. 健常成人の心電図について正しいのはどれか.
   - □ ① T波はR波の高さの1/10以下である.
   - □ ② QRS群は房室伝導時間を示す.
   - □ ③ aV_Rは心室内腔の心起電力を反映する.
   - □ ④ PR時間は0.5秒である.
   - □ ⑤ I誘導は右手−左足間の電位差を示す.

2. 心電図のQRS波形について正しいのはどれか.
   - □ ① 幅0.12秒は正常である.
   - □ ② 心室興奮到達時間(VAT)はV_1とV_5で異なる.
   - □ ③ 心室の再分極に由来する.
   - □ ④ 移行帯$V_{5\sim6}$は反時計方向回転である.
   - □ ⑤ 電気軸+120°は左軸偏位である.

3. 心電図誘導について正しいのはどれか.
   - □ ① 肢誘導は前額面の心起電力を表す.
   - □ ② III誘導は左足と右足の間の電位差を表す.
   - □ ③ aV_Rは双極誘導である.
   - □ ④ 単極胸部誘導では不関電極がない.
   - □ ⑤ V_8の電極はV_5の高さで左肩甲骨中線との交点につける.

B　1-③(①T波はR波の高さの1/10以上である, ②QRS波は心室の脱分極の波形, QRS時間は心室内興奮伝達時間, ④0.12〜0.20秒, ⑤右手−左手間), 2-②(①幅は0.06〜0.10秒が正常, ②心室興奮到達時間の基準範囲はV_1(右室)0.035秒以下, $V_{5\sim6}$(左室)0.045秒以下, ③心室の脱分極に由来, ④時計方向回転である, ⑤右軸偏位である), 3-①(②III誘導は左手と左足の電位差, ③aV_RはGoldbergerの増大単極肢誘導である, ④単極胸部誘導はWilsonの結合電極を不関電極とする, ⑤V_8はV_4の高さで左肩甲骨中線との交点)

4．成人の心電図の基準範囲（正常値）はどれか．**2つ選べ**．

- ☐ ① P波の幅 ──────── 0.20秒
- ☐ ② R-R間隔 ──────── 0.40秒
- ☐ ③ PR時間 ──────── 0.30秒
- ☐ ④ QRS時間 ──────── 0.10秒
- ☐ ⑤ 補正QT時間 ──────── 0.40秒

5．58歳の健常男性．心電図を示す．
電極装着が逆になっている誘導はどれか．

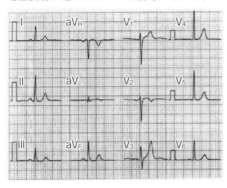

- ☐ ① V₁とV₂
- ☐ ② V₂とV₃
- ☐ ③ V₃とV₄
- ☐ ④ V₄とV₅
- ☐ ⑥ V₅とV₆

B 4-④と⑤（基準範囲は①P波の幅は0.11秒以下，②R-R間隔は心拍数の基準範囲60〜100拍/分より，0.6〜1.0秒となる，③PR時間は0.12〜0.20秒），5-①（単極胸部誘導の正常パターンはV₁〜V₆に従いR/S比が大きくなり，R波はV₅あたりで最も大きくなる．問題の波形はV₁とV₂のR波がV₁＞V₂であり逆）

C 心電計

 ## 心電計の構成

心電計（electrocardiograph）のブロックダイアグラムを以下に示す．

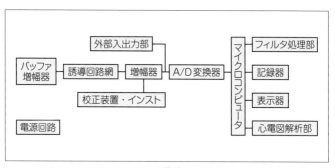

心電計

（川良德弘：心電図検査，最新臨床検査学講座 生理機能検査学（東條尚子，川良德弘編）．
第2版，p20，医歯薬出版，2022）

1．誘導電極

電極には，塩分に浸食されない洋白（銅，亜鉛，ニッケルの合金）
や，分極しにくい銀・塩化銀電極などが用いられる．

2．誘導コード

被検者と心電計の入力回路をつなぐコード．外界からの電磁的影響を防ぐためシールドされた電線が用いられる．誘導コードの識別のため，記号と色がJIS規格で万国式にならって決められている．

3．バッファ増幅器

電極抵抗の影響（接触抵抗など）を消すために大きい入力インピーダンスが必要．入力回路に挿入され，生体側のインピーダンスを無視できるほど小さくし，心起電力を正確に増幅器に伝える．

4．誘導回路網

誘導選択器（誘導切り替え）．各種の誘導方法に応じた波形を得るため，内蔵の回路網から選択する．

5．差動増幅器

差動増幅器は2つの入力端子に入る信号電圧の差を増幅する．心起電力のような逆相入力の信号は増幅，交流障害のような同相入力の信号は減弱される．

6．CR結合回路（時定数回路）

複数の増幅器は，コンデンサと抵抗の組み合わせで結合している．分極電圧のような直流に近いゆっくりした電位変動（ドリフトの原因）はコンデンサで遮られ，心電図波形を構成する交流成分のみがコンデンサを通過して，繰り返し増幅される．コンデンサの容量C（ファラッド）と連結する抵抗R（オーム）の積CRは時定数（秒）とよばれる．時定数は3.2秒以上．

　①時定数が短い：低周波成分のT波・U波の縮小，T波の頂点のずれ，ST低下・上昇などの波形の歪みが生じる．

　②時定数が長い：装置の電源を入れてから記録が安定するまでの時間が長くなる．

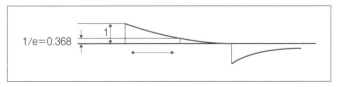

時定数

時定数の単位は秒で表され，JIS規格では3.2秒以上である．
心電計の時定数を求める方法は，標準感度（10 mm/1 mV）の状態で校正ボタンを押し続け，最初の振れの約1/3になったときの時間を計ればよい（正確には1/eになるまでの時間を計る．eは自然対数の底で約2.7である）．

7．周波数特性

①臨床心電図で問題にされる波：0.05〜100 Hzの範囲．

②JIS規格では低域の周波数特性を時定数で表示し，高域の特性を総合周波数特性で表示．

・総合周波数特性：心電計による高域特性は増幅器の特性ばかりでなく，記録器の性能も含めた特性で表す．10 Hzの振れを100％として，0.14 Hzから50 Hzまでは90％以上，75 Hzで70％以上でなければならない．

8．弁別比

①交流障害を抑止する能力．記録器に等しい振幅を記録させるために必要な障害波入力（同相入力，交流障害波に相当する）と信号入力（逆相入力，心起電力に相当する）との比で，倍率またはdBで表す．60 dB以上（最近の心電計は80 dB以上が多い）．

②弁別比が高いほど交流障害の抑止能力が高く，弁別比1,000では障害を1/1,000に抑えることができる．同相信号は，標準感度で10 mm（P-P）以下でなければならない．

9．インストスイッチ（安定スイッチ）

心電計に急に大きい信号が入ったり，基線が安定しない場合に使用．コンデンサに蓄えられた不要な電圧が放電され，誘導の切り替えや何らかの原因により動揺した基線を中央に戻す．

10．校正スイッチ

①校正：1 mVの標準電圧をかけてスタイラスが何mm振れるかを調べる操作．

②標準感度：10 mm/1 mV．1 mVの校正電圧に対し校正曲線が10 mm振れる．

11．記録速度

記録速度は25 mm/秒．50 mm/秒での記録も可能で誤差は±5％以内．

12．フィルタ

フィルタはノイズの原因が不明の場合や取り除けない場合にかぎって使用する．フィルタを用いる前に，まず障害の原因を探り除去に努める．

①ハムフィルタ：商用交流誘導障害を取り除く．帯域フィルタが用いられる．QRS波の抑制がみられる．

②筋電図フィルタ：筋電図を取り除く．高周波除去フィルタが用い

られる．QRS波の抑制がみられる．

③低周波除去フィルタ：基線の揺れ（ドリフト）を取り除く．T波の抑制がみられる．

13. A/D変換器，デジタル信号処理

　デジタル心電計は増幅されたアナログ信号をデジタル変換し，この信号を処理して波形を作成する．肢誘導では双極誘導のうち2つが実際に誘導され，増大単極誘導を含む残り4誘導は2つの波形から計算されて合成される．

14. 記録器

　アナログ式は熱ペン，デジタル式はサーマルヘッド記録器が用いられる．

15. 表示部

　通常はグラフィックタイプの液晶ディスプレイが使用される．モニタ画面に心電図波形，心電図解析所見，被検者情報，心電計の不具合や電極の装着状況などが表示される．

16. 電源

　交流式と直流式がある．直流式は内部電源を用い，交流式は心電計と交流電源接続部位に10kΩ程度の保護抵抗が用いられる．

17. フローティング方式

　患者からの入力回路を心電計から浮かし，漏れ電流が心臓を通ってアースへ流れる経路を遮断する方式．漏れ電流を10μA以下に抑えられる．

18. 付属部品

①ペーストやゲルパットを用いて皮膚と電極間の接触抵抗を下げる．

②シールドシートの上に被検者を寝かせることで，被検者を床に寝かせている状況に近くなり，接地することで交流障害の軽減を図ることができる．心電計とシールドシートを接地．接触抵抗は0.2Ω以下．

19. その他

①入力インピーダンス：入力端子から内側の増幅器の抵抗および，コンデンサなどにより生ずる合成抵抗をいう．入力インピーダンスを数MΩとできるだけ高くすると，電極による影響（皮膚と電極の接触抵抗は数十〜数百kΩ）を少なくすることができる．試験により，2.5MΩ相当以上であることが要求される．JIS T 1002

における患者測定電流は0.1μA以下でなければならない（被検者
への電撃防止のため）.

②エージング：新しい電極では分極電圧が高く，心電図記録に支障
を生じるので，1日食塩水につけて電極表面に塩化物の被膜をつ
くる処理をする.

2 アーチファクト

1．筋電図

①高周波ノイズで，周波数と大きさが異なる.

②狭いベッドの使用，寒さ・緊張による震え，不随意運動などが原因.

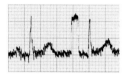

2．交流障害（ハム）

①大きさが一定の商用交流の波.

②電源コードと誘導コードは平行に並べない．アースを確認する.
大きな接触抵抗，周辺の電源機器（バッテリー駆動にするとよ
い），患者コードのシールド断線などが原因.

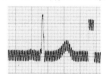

3．基線の揺れ（ドリフト）

①低周波ノイズ.

②発汗や呼吸の影響，電極と誘導コードの緩み・断線，乾燥や汚
れ，電極と皮膚との接続不良などが原因．また，分極が起こるこ
とが誘因となる.

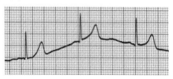

3 医用電気機器設備の安全管理

	マクロショック	ミクロショック
患者漏れ電流 (正常状態)	100μA	10μA
最小感知電流	1mA	
最大許容電流	5mA	
離脱電流	10mA	
心室細動発生	100mA	100μA (0.1mA)
安全機器	B/BF形	CF形

1．許容漏れ電流に対する形別分類

①B形：体表面誘導．非フローティング方式．直接心臓への適用は許されない．保護接地（有する場合）の動作の安全性を考慮した機器．

②BF形：入力部をフローティングしたB形機器．体表面誘導．

③CF形：直接心臓へ適用できる機器（体内誘導可）．フローティング方式．

2．保護接地

ME機器を使用する場所には，クラスI機器が使用できるように3P式の医用コンセントを設ける必要がある．

> クラスI機器：漏れ電流を減らすため，電源からの基礎絶縁のほかに保護接地をとるもの．万が一の漏れ電流の際にアース線に電流を流して人体を守る．保護接地線の抵抗は，着脱可能な電源コード内の線は0.1Ω以下，着脱不能な場合は接地ピンと機器外装との間で0.2Ω以下にする．

3．EPRシステム（等電位接地）

被検者の周囲（水平2.5m，床上2.3mの範囲）にある電気機器や露出金属を抵抗の低い導線（0.1Ω以下の導線）で1点に結んで接地し，患者環境にあるすべての金属導体間の電位差を等電位（10mV以下）にするための接地システム．

セルフ・チェック

A 次の文章で正しいものに○，誤っているものに×をつけなさい.

　　　　　　　　　　　　　　　　　　　　　　　　　　　○　×

1. 差動増幅器は2つの入力端子に入る信号電圧の差を増幅する. □ □
2. 差動増幅器は同相入力の信号を増幅する. □ □
3. 時定数はJIS規格で1.5秒以上である. □ □
4. 時定数が短いと低周波のT波の頂点のずれ，ST低下など波形の歪みが生じる. □ □
5. JIS規格では低域の周波数特性を総合周波数特性で表示する. □ □
6. 総合周波数特性は10Hzの振れを100％として，75Hzで70％以上でなくてはならない. □ □
7. 弁別比は筋電図を抑止する能力の指標である. □ □
8. インストスイッチは基線が安定しない場合に用いる. □ □
9. 標準感度は1Vに対して10mmである. □ □
10. ハムフィルタは商用交流誘導障害を取り除く. □ □
11. 心電計と交流電源接続部位に10kΩ程度の保護抵抗が用いられる. □ □
12. フローティング方式では漏洩電流を100μA以下に抑えられる. □ □
13. マクロショックの最小感知電流は1mAである. □ □
14. ミクロショックは100μAで心室細動が発生する. □ □
15. 入力インピーダンスは低い方がよい. □ □
16. 入力インピーダンスは増幅器の抵抗，コンデンサなどによる合成抵抗をいう. □ □

A　1-○，2-×（交流障害のような同相信号は減弱される），3-×（3.2秒以上），4-○，5-×（低域の周波数特性は時定数で表示する），6-○，7-×（交流障害を抑止する能力），8-○，9-×（1mVに対し10mm），10-○，11-○，12-×（10μA以下），13-○，14-○，15-×（高い方が電極による影響を少なくすることができる），16-○

17. 筋電図によるアーチファクトは狭いベッドの使用などが原因となる. □ □

18. エージングは電極表面に塩化物の被膜をつくる処理のことをいう. □ □

19. CF形の機器は直接心臓に適用できる. □ □

20. ME機器を使用する場所には医用3Pプラグのコンセントを設ける必要がある. □ □

B

1. 心電計について正しいのはどれか. 2つ選べ.
   - □ ① 時定数が0.10秒のときは心電図の波形の歪みが少ない.
   - □ ② 周波数の低域特性は時定数を測定すればわかる.
   - □ ③ 総合周波数特性で50Hzの感度が50％に低下するとQRS波は小さくなる.
   - □ ④ 弁別比が500のときは交流障害が抑制される.
   - □ ⑤ 入力インピーダンスは皮膚のインピーダンスより低い.

2. 心電計について誤っているのはどれか.
   - □ ① ST-T波は時定数が短いと歪む.
   - □ ② 筋電図フィルタを用いても波形に影響はない.
   - □ ③ 時定数はJIS規格で3.2秒以上に規定されている.
   - □ ④ CF形の患者装着部はフローティングされている.
   - □ ⑤ 弁別比は60dB以上である.

A 17-○（狭いベッドに寝かせると落ちないように体に力が入るため）, 18-○, 19-○, 20-○

B 1-②と③（①心電図波形の周波数は0.05～100Hzの域に含まれる. 時定数0.10秒で記録すると低周波の波形に歪みが生じる, ②低域遮断周波数$(f_L)=\dfrac{1}{2\pi CR}$（$CR=t$：時定数）の関係から低域特性が0.05Hzのとき, $t=3.2$秒となる, ④弁別比は60dB以上または1,000以上で交流障害が抑制される, ⑤入力インピーダンスは高い方がよく, 皮膚のインピーダンスは低い方がよい）, 2-②（①ST-T波は低域周波数特性に依存. 時定数がJIS規格より短くなるとST-Tは歪む, ②筋電図フィルタを用いるとQRS波の抑制がみられる）

3．心電図検査の電極について**誤っている**のはどれか．

- □ ① 銀・塩化銀電極は分極電圧が低い．
- □ ② 電極の分極が起こると心電図に筋電図が混入する．
- □ ③ 新しい電極は1日，食塩水に浸してエージングする．
- □ ④ 不分極電極を使用すれば基線の動揺が起こりにくい．
- □ ⑤ 電極と皮膚の間にペーストを用いるのは接触抵抗を少なくするためである．

4．心電図記録中I，II誘導に交流障害が生じた．対応として正しいのはどれか．**2つ選べ．**

- □ ① 右手のリード線を替える．
- □ ② 右手と左手の電極を入れ替える．
- □ ③ 右手に力を込めないよう説明する．
- □ ④ 右手をベッドの金属部分に触れさせる．
- □ ⑤ 右手の電極を接触抵抗の低いものに替える．

5．心電図患者コードのシールド断線により生じるアーチファクトはどれか．

- □ ① 筋電図混入
- □ ② 基線の動揺
- □ ③ 交流障害
- □ ④ 高周波発振
- □ ⑤ 無信号（平坦波）

B　3-②（②分極が起こると心電図に基線の動揺がみられる），4-①と⑤（I，II誘導に交流障害が生じたことから，右手に問題があることがわかる．①リード線のシールド部分が断線すると交流障害が起こる，②左右の電極を入れ替えると誘導が変わってしまう．交流障害の除去にはならない，③筋電図の除去には有効，④余計に交流障害が混入する），5-③（患者コードのシールドが断線した場合は交流障害の原因となる．①寒さによる震えや狭いベッドで体に力が入った場合などが原因となる，②発汗や呼吸の影響，電極の汚れや電圧降下などが原因となる，⑤インストスイッチの未解除や誘導コードの断線などが原因となる）

D　異常心電図

1 洞頻脈, 洞徐脈, 洞不整脈

①洞頻脈:洞結節の刺激生成異常の不整脈. 洞性P波が100回/分
以上出現する.

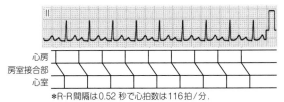

＊R-R間隔は0.52秒で心拍数は116拍/分.

②洞徐脈：洞結節の刺激生成異常の不整脈．洞性P波の出現が50
回/分以下となる．

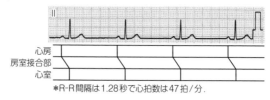

*R-R間隔は1.28秒で心拍数は47拍/分．

③洞不整脈：洞調律でP-P間隔が0.16秒を超える変動を示すもの
をいう．呼吸性と非呼吸性のものがある．

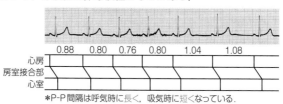

*P-P間隔は呼気時に長く，吸気時に短くなっている．

2 上室期外収縮

　洞結節からの刺激より早期に洞結節以外の心房から出現した刺激に
よって，心房が興奮し収縮するものをいう（異所性P波が出現）．正常
波形のQRS波もしくは変行伝導により幅広いQRS波が続く．心房期
外収縮のP波の多くはⅡ，Ⅲ，aV_F誘導で陽性となる．房室接合部期
外収縮ではQRS波は正常波形で早期に出現し，P波はQRS波に隠れ
るか，Ⅱ，Ⅲ，aV_F誘導で陰性P波がQRS波の直前か後ろに続く．房
室接合部期外収縮との鑑別が困難であるため，心房性と房室接合部性
をあわせて上室期外収縮とする．

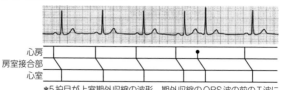

*5拍目が上室期外収縮の波形．期外収縮のQRS波の前のT波に
期外収縮のP波が重なっている．

3 発作性上室頻拍

　心房ないし，房室結節より生じる頻拍発作．リエントリー，あるいは自動能亢進により発生すると考えられている．頻拍中のQRS波は発作前後の洞調律と同じか，心室内変行伝導を伴う場合は幅が広い．WPW症候群に伴う場合が約半数を占める．

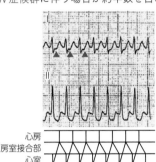

＊QRS波に続く逆行性のP波（▲）がみられ，QRS波が高頻度にみられる（約214回/分）．

4 心房細動

　心房細動は心房の興奮が一定の秩序を失い，ポンプとしての機能を果たさない状態である．P波と平坦な基線がみられず，f波（細動波）がみられる．心電図上，R-R間隔（心室応答）はまったく一定しない（絶対性不整脈）．

> **心房細動の重篤な合併症**：心房細動では左房内，特に左心耳内に血栓を生じやすく，それが流出して脳塞栓を合併することがある．また，四肢塞栓も起こしうる．心原性塞栓症の原因となる．

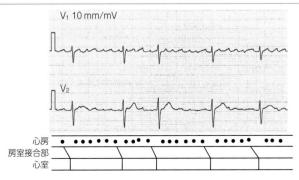

5 心房粗動

　心房粗動は，心房で興奮が旋回することにより発症すると考えられている．P波と平坦な基線がみられず，規則正しい鋸歯状の波〔F波（粗動波）〕が220〜340回/分みられる．

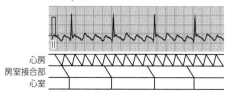

6 心室期外収縮

　心室からの異所性興奮により発生する．幅広い異常QRS波が予想より速く出現する．興奮は発生部位から左心室へ広がり，その興奮伝導過程は正常心拍とは著しく異なるため，QRS波は変形して幅も広くなる．T波はQRS波と逆の方向を向き，P波は先行しない．心室期外収縮をはさむR-R間隔が正常R-R間隔の2倍になることが多い（代償性休止）．2つ以上の異なる心室期外収縮がみられるものを多源性といい，3連発以上は心室頻拍（short-run型）という．先行するT波の頂上付近（受攻期）に心室期外収縮がみられると，心室頻拍や心室細動の引き金となり，これをR on T型という．

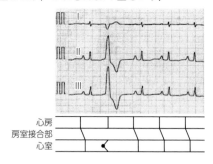

7 心室頻拍

心室に発生したリエントリーや自動能亢進により発生する頻拍発作である．QRS波が一定のものは単形性，QRS波が変化するものは多形性である．QRS波がねじれるようにみえる多形性心室頻拍は倒錯型心室頻拍（torsades de pointes）といい，発作前後のQT時間の延長がみられる．心室頻拍は血行動態の悪化をきたしやすく，心室細動へ移行する危険性もあることから，できるだけ早く停止させる必要がある．

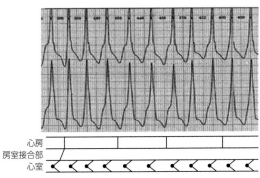

倒錯型心室頻拍

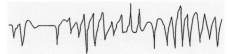

左右上肢電極のつけ間違え

国試に電極つけ間違えの心電図が出題された例を右に示す．特徴は以下のとおりである．

① I 誘導で波形が逆転する．
　P波，QRS波，T波が逆転する．

② II 誘導と III 誘導が入れ替わる．

③ aV_R 誘導と aV_L 誘導が入れ替わる．

④ aV_F 誘導と単極胸部誘導は正しく記録される．

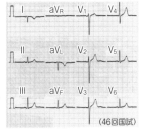

(46回国試)

8 **心室細動**

①心室筋が全く無秩序に小さい興奮を起こしている状態をいう.

②心室はもはや機械的に収縮せず, 収縮期も拡張期も示さず, ポンプとしての機能を果たせない. 血液は駆出されないので数分以上続くと死亡する. この不整脈は致命的で, ただちに除細動などの処置を施す必要がある.

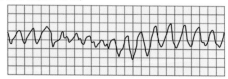

 9 **洞不全症候群, 洞停止, 洞房ブロック**

洞停止と洞房ブロックは洞調律のP-P間隔が突然延長する.

①洞不全症候群:原因不明の高度の洞徐脈, 洞停止, 洞房ブロック, 徐脈頻脈症候群により心不全, 脳虚血症状を伴う場合.

②洞停止:延長したP-P間隔は先行する正常P-P間隔に対して整数倍にならない.

③洞房ブロック:洞停止と異なり整数倍になる.

洞停止

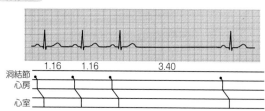

洞房ブロック

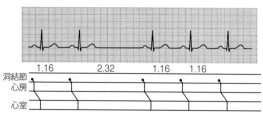

10 房室ブロック

心房と心室の間の伝導障害が起こる.

①Ⅰ度房室ブロック:一定の房室伝導時間(PR時間)の遅延のみがみられる.

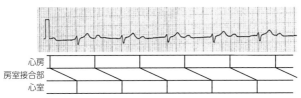

②Ⅱ度房室ブロック〔Wenckebach型(MobitzⅠ型ともいう)〕:房室伝導がときどき途絶する.PR時間の漸増後にQRS波が欠落し,QRS波が欠落した次のPR時間は元に戻る.

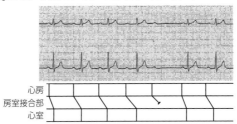

③Ⅱ度房室ブロック(MobitzⅡ型):PR時間が延長せず,突然QRS波が脱落する.

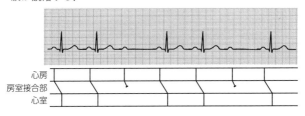

④Ⅲ度房室ブロック（完全房室ブロック）：房室伝導が完全に途絶
しているために心房の興奮は心室に伝わらず，P波に続くべき
QRS波がすべて欠落する．房室接合部もしくは心室補充調律の
QRS波はP波と無関係に出現する．

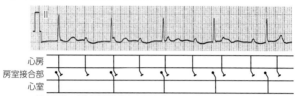

*補充調律：洞結節機能障害や房室ブロックの際の徐脈に対し下位自動能
（通常は洞結節以下の自動能をいう）が発揮され，補充収縮・調律が出現.
心室補充調律は幅の広いQRS波となる.

 ## 心臓ペースメーカー心電図

刺激発生装置，心筋刺激電極および両者を連結する導線からなり，
電極を直接心筋に当て，人工的な電気刺激によって心臓を収縮させ，
心拍を確保するものである．症状を伴う徐脈性不整脈に対し，ペース
メーカー治療が行われる．

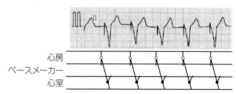

 ## 脚ブロック

心室内刺激伝導路は房室結節からHis束を経て，右脚と左脚に分か
れそれぞれ右室，左室へと分布していく．

QRS時間が0.12秒以上を完全型，0.12秒未満を不完全型という．

①右脚ブロック：右脚の興奮伝導が障害され，左室を介する右室の
興奮が遅れて生じる．心室の興奮が遅れるためQRS時間は延長
する．V_1〜V_2誘導にrsR'型のQRS波が生じる．Ⅰ，V_5〜V_6誘導
に幅の広いS波がみられる．

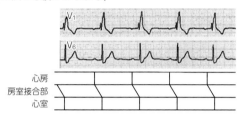

②左脚ブロック：左脚の興奮伝導が障害され，右室を介する左室の
興奮が遅れて生じる．V_5〜V_6誘導に結節状の幅の広いR波，V_1〜
V_2誘導に幅の広いS波がみられる．

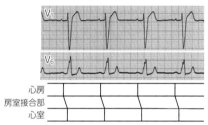

 ## 早期興奮症候群（WPW症候群）

　心房と心室の間に副伝導路（kent束）が存在し，心房の興奮が正常
の伝導路である房室結節-His束よりも早く副伝導路を経て，心室の
一部を興奮させる．①PR時間の短縮，②Δ（デルタ）波の形成，③
QRS時間の延長という特徴があり，発作性頻拍，心房細動に移行す
る場合がある．

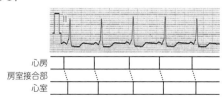

心房負荷

①右房負荷：右房に圧や容量の負荷が加わり，拡張と肥大をきたす疾患で認められる．II，III，aV$_F$誘導のP波が尖鋭化し，かつ0.25mV以上の高さ（振幅）をもつ．肺性Pともいわれる．V$_1$，V$_2$誘導のP波も尖鋭増高化し右房性Pともいわれる．P波の幅は正常範囲内．

②左房負荷：左房拡張や肥大をきたす疾患でみられる．主としてP波の幅と形に特徴が現れる．P波の幅は0.12秒以上．I，II，V$_5$誘導のP波は二峰性または結節性で後半部分が大きく，僧帽Pともいわれる．V$_1$誘導のP波は（±）二相性となり，後半の陰性部分が幅広く深い．左房性Pともいわれる．

 心室肥大

①右室肥大：右室圧負荷は収縮期に右室の圧が増大したとき，すなわち右室に圧負荷がかかる病態で生ずる．右室容量負荷（右室拡大）は右室内血液量が増加する病態で生ずる．

②左室肥大：左室圧負荷は収縮期に左室の圧が増大したとき，すなわち左室に圧負荷がかかる病態で生ずる．左室容量負荷（左室拡大）は左室の内腔が広くなった病態をいい，左室血液容量が増加する病態で生ずる．

心室肥大の心電図の特徴

右室肥大	左室肥大
・V$_1$誘導のR波高≧0.7mV	・V$_5$～V$_6$誘導のR波高>2.6mV
・V$_1$誘導のR/S比>1.0	・V$_5$～V$_6$＋V$_1$誘導のS波≧4.0mV
・I，aV$_L$，V$_5$，V$_6$誘導の深いS波	・aV$_L$誘導のR波高>1.2mV
・V$_1$～V$_3$誘導のストレイン型ST-T変化	・aV$_F$誘導のR波高>2.0mV
・VATの延長（≧0.04秒）	・I誘導R波＋III誘導R波≧2.5mV
・右軸偏位	・V$_5$～V$_6$誘導のストレイン型ST-T変化
	・V$_5$～V$_6$誘導の深いQ波とT波増高
	・VATの延長（≧0.05秒）

狭心症

一過性の心筋の酸素需要に対し酸素供給が不足するために生じ，心電図変化を伴う．

①労作性狭心症：冠動脈の粥状硬化により有意な狭窄（75％以上）を認め，酸素需要の増大により起こる．ST低下を伴う．

②安静時狭心症：労作時胸痛がなく，労作時や安静時を問わず有意狭窄のない冠動脈の攣縮（れんしゅく）により酸素供給が低下する．ST上昇を伴い異型狭心症（冠攣縮性狭心症）ともいう．

Brugada（ブルガダ）症候群

非発作時の右胸部誘導（V_1〜V_3）に右脚ブロック様のST上昇を認める．このST上昇はcoved型やsaddle back型を呈し，このパターンを繰り返したり正常化する場合もある．心停止からの蘇生や突然死などの家族歴があり特発性心室細動をきたす危険性がある．V_1〜V_3誘導を通常の誘導より1肋間上げて記録すると，典型的なBrugada心電図が認められる（高位誘導）．

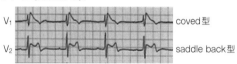

心筋梗塞，急性冠症候群

①心筋梗塞は冠動脈の完全閉塞による貫壁性の心筋虚血のため，時間経過により特徴的な心電図変化を呈する．心筋虚血部では左右対称の冠性T波（陰性T波）が出現し，障害部ではST上昇，壊死部では異常Q波が出現する．

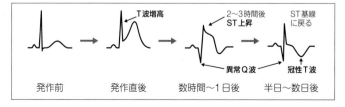

> **急性心筋梗塞の心電図の特徴**：a のみ単独でみられる.
> 出現順に,
> a. T波の増高（超早期に単独でみられる変化）
> b. ST上昇（強い虚血の進行）
> c. 異常Q波の出現（心筋梗塞）→Rの高さの1/4の深さ, 幅0.04秒以上
> d. 冠性T波の出現（部分的回復）

②冠灌流の残存する心筋虚血はST低下を示す：非ST上昇型心筋梗塞, 不安定狭心症.

③心外膜下に及ぶ心室壁全層の虚血：ST上昇.

④心内膜下にとどまる虚血：ST低下.

⑤急性冠症候群：ST上昇型心筋梗塞, 非ST上昇型心筋梗塞, 不安定狭心症.

梗塞部位	梗塞波形の出現する誘導												
	I	II	III	aV$_R$	aV$_L$	aV$_F$	V$_1$	V$_2$	V$_3$	V$_4$	V$_5$	V$_6$	V$_{5R \sim 6R}$
前壁									○	○			
前壁中隔							○	○	○	○			
広範囲前壁	○				○		○	○	○	○	○	△	
側壁	○				○						○	○	
高位側壁	○				○								
下壁		○	○			○							
下壁右室							○						○
純後壁							●	●					

○：ST上昇・異常Q波, △：ときにみられる, ●：R波増高.

19 電解質異常

①高カリウム血症：血清K濃度5.5mEq/L〜でテント状T波（左右対称の尖鋭T）, 6.5mEq/L〜でP波減高・消失, QRS時間延長, PR時間延長, 9mEq/L〜でT波増高・消失, サインカーブ様波形, 心室細動から心停止へ.

②低カリウム血症：血清K濃度が3.5mEq/L以下の場合. T波の平低化や陰転化. U波が増高しT波を凌駕. QT時間の延長.

③高カルシウム血症：STが短縮するとともにQT時間も短縮.

④低カルシウム血症：STが延長するとともにQT時間も延長.

右胸心

① 右胸心（dextrocardia）とは，心臓の左右が逆転しており，左房と左室がそれぞれ右房と右室の右側にあるものをいう．すなわち，左室の心尖部は右側で正常心と全く左右対称となる．心電図所見は，aV_R と aV_L 誘導で正常と全く逆になる．

② I 誘導の波形が下向きになる．胸部誘導では V_1〜V_6 誘導にかけて QRS 波の振幅が次第に小さくなる．

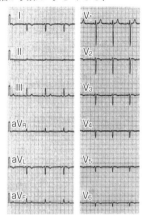

左右上肢電極のつけ間違えと右胸心の心電図の見分け方

肢誘導では両者を区別することはむずかしい．では，どこで見分けるか…？
胸部誘導で見分けることができる．

肢誘導は，左右上肢電極のつけ間違えや右胸心の場合，I，aV_L 誘導の P 波，QRS 波，T 波は陰性となり，また aV_R 誘導の P 波，QRS 波は陽性となる．

胸部誘導は，左右上肢電極のつけ間違えは V_1〜V_6 にかけて正しく記録（3 章 D，p.49 参照）されるが，右胸心では QRS 波の振幅が次第に小さくなる．

右胸心の場合は通常の電位の向かう方向とは逆（つまり左肩の方から右足の方向，装着している電極から電位が去って行ってしまう）になるので，V_1〜V_6 に行くにしたがって，QRS 波の振幅が小さくなる．

また，右胸心の場合は，通常の 12 誘導心電図を記録した後に，四肢の電極を左右逆に装着し，V_3〜V_4（右胸部誘導）を記録すると通常と同じ波形が得られる．心筋梗塞など，右胸心以外の異常を診断しやすくなる．

左右上肢電極のつけ間違えと右胸心の心電図の区別は国試に頻出！しっかり確認しよう．

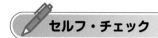

セルフ・チェック

A 次の文章で正しいものに○，誤っているものに×をつけなさい.

	○	×
1. 呼吸性の洞不整脈は吸気にP-P間隔が短くなる.	□	□
2. 心房性と房室接合部性をあわせて上室期外収縮とする.	□	□
3. 発作性上室頻拍はWPW症候群に伴う場合が約半数を占める.	□	□
4. 心房細動ではQRS時間の延長がみられる.	□	□
5. 心房細動の合併症として肺塞栓がある.	□	□
6. 心房粗動ではP波の増大がみられる.	□	□
7. 心房粗動は絶性不整脈という.	□	□
8. 心室期外収縮はQRS波に先行するP波がみられない.	□	□
9. 心室期外収縮は代償性休止を伴うことが多い.	□	□
10. 2つ以上の異なった心室期外収縮がみられるのは二段脈という.	□	□
11. 心室期外収縮が3連発以上みられると心室頻拍という.	□	□
12. 心室頻拍でQRS波が一定のものは倒錯型心室頻拍（torsades de pointes）という.	□	□
13. 心室細動は最も緊急を要する不整脈である.	□	□
14. 洞停止では延長したP-P間隔は先行する正常P-P間隔の整数倍である.	□	□
15. 洞房ブロックでは延長したP-P間隔は先行する正常P-P間隔の整数倍である.	□	□
16. Ⅰ度の房室ブロックはPR時間が徐々に延長する.	□	□
17. Ⅱ度房室ブロック（MobitzⅡ型）はPR時間が延長せず一定のまま突然QRS波が脱落する.	□	□

A 1-○，2-○，3-○，4-×（みられない），5-×（合併症としては心原性の塞栓症である脳塞栓が多い），6-×（P波はみられず，F波（粗動波）がみられる），7-×（心房細動が，R-R間隔（心室応答）のまったく一定しない絶性不整脈），8-○，9-○，10-×（多源性心室期外収縮という），11-○（short-run型ともいう），12-×（QRS波がねじれるようにみえる多形性心室頻拍をいう），13-○，14-×（整数倍にならない），15-○，16-×（一定のPR時間の遅延のみがみられる），17-○

18. QRS幅が0.12秒以上の右脚ブロックを完全右脚ブロックという. □ □

19. 左脚ブロックではV₁〜V₂誘導にrsR'型のQRS波がみられる. □ □

20. WPW症候群は副伝導路のJames束が存在する. □ □

21. WPW症候群はPR時間が短縮する. □ □

22. 左房負荷では肢誘導で幅の広い僧房Pがみられる. □ □

23. 左室肥大ではV₁誘導のR波高が0.7mV以上となる. □ □

24. 労作性狭心症は発作時にはST上昇を認める. □ □

25. 冠攣縮性狭心症は異型狭心症という. □ □

26. Brugada症候群ではV₁〜V₃に右脚ブロック様のST上昇を認める. □ □

27. Brugada症候群の典型的な波形の記録には右胸部誘導が有効である. □ □

28. 急性心筋梗塞では強い虚血の進行により虚血部位の誘導にST上昇がみられる. □ □

29. 不安定狭心症は急性冠症候群に含まれる. □ □

30. 高カリウム血症ではテント状T波が出現する. □ □

B

1. PR時間が**一定でない**のはどれか.

  □ ① Ⅰ度房室ブロック
  □ ② Ⅱ度房室ブロック（Wenckebach型）
  □ ③ Ⅱ度房室ブロック（Mobitz Ⅱ型）
  □ ④ 脚ブロック
  □ ⑤ WPW症候群

A 18-○, 19-×（右脚ブロックでみられる）, 20-×（kent束が存在する）, 21-○, 22-○, 23-×（V₅〜V₆誘導のR波高>2.6mV）, 24-×（ST低下）, 25-○, 26-○, 27-×（胸部誘導を一肋間上げて記録する高位誘導が有効である）, 28-○, 29-○, 30-○

B 1-②（①一定のPR時間の延長, ②PR時間が徐々に延長しQRS波が脱落すると, QRS波が脱落した次のPR時間が元に戻る, ③PR時間は不変で突然QRS波が脱落する, ④不変, ⑤一定のPR時間の短縮）

2．心電図でP波がみられないのはどれか．
- ☐ ① 心筋梗塞
- ☐ ② 心房粗動
- ☐ ③ WPW症候群
- ☐ ④ 心房期外収縮
- ☐ ⑤ Ⅲ度房室ブロック

3．WPW症候群の心電図について正しいのはどれか．**2つ選べ**．
- ☐ ① 幅が広いM型のP波
- ☐ ② PR時間の短縮
- ☐ ③ デルタ波の存在
- ☐ ④ F波の存在
- ☐ ⑤ 異常Q波の存在

4．心電図でST上昇を認めるのはどれか．**2つ選べ**．
- ☐ ① 心筋梗塞
- ☐ ② 左室肥大
- ☐ ③ WPW症候群
- ☐ ④ Ⅰ度房室ブロック
- ☐ ⑤ 冠攣縮性（異型）狭心症

5．急性心筋梗塞の心電図経過で正しいのはどれか．
- ☐ ① 異常Q波→ST上昇→冠性T波
- ☐ ② 異常Q波→冠性T波→ST上昇
- ☐ ③ ST上昇→冠性T波→異常Q波
- ☐ ④ ST上昇→異常Q波→冠性T波
- ☐ ⑤ 冠性T波→異常Q波→ST上昇

B 2-②（P波は心房の興奮により出現し，洞結節のある右房と左房の融合波である．選択肢のうち②のみこの部分に異常がみられる），3-②と③（①肢誘導でみられれば僧帽Pといい左房負荷でみられる，④心房粗動でみられる，⑤心筋梗塞でみられる），4-①と⑤（②左室肥大ではV_5〜V_6誘導のR波高＞2.6mVなどの所見があり，ST上昇は心内膜から心外膜までの虚血があった場合にみられる），5-④（心筋梗塞の経時的変化はT波増高（超急性期）→ST上昇（発症2〜3時間）→異常Q波（数時間〜1日）→冠性T波（半日〜数日）．異常Q波は残る）

6．59歳男性．心電図を示す．
　最も注意すべき合併症はどれか．

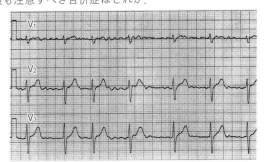

　□ ① 脳塞栓
　□ ② 肺塞栓
　□ ③ 狭心症
　□ ④ 心筋梗塞
　□ ⑤ 閉塞性動脈硬化症

7．救急処置が最も必要なのはどれか．
　□ ① 心房細動
　□ ② 洞頻脈
　□ ③ 心室頻拍
　□ ④ 心室期外収縮
　□ ⑤ 完全左脚ブロック

B 6-①（心電図ではf波（細動波）がみられP波が消失，R-R間隔も不整であることから心房細動の所見．左房内血栓ができやすく脳塞栓が起きやすい（心原性塞栓症）），7-③（選択肢のうち救急処置が最も必要なのは心室頻拍．このほかに心室細動，急性心筋梗塞など）

8．心電図を示す．
　正しいのはどれか．
　　□　① 電極つけ間違え
　　□　② 左軸偏位
　　□　③ 右胸心
　　□　④ 急性前壁梗塞
　　□　⑤ 急性側壁梗塞

9．心電図について誤っているのはどれか．
　　□　① 心筋梗塞では，幅の広い深いQとSTの上昇がみられる．
　　□　② 心房細動では，基線が細かく振動しており R-R 間隔が不
　　　　　規則である．
　　□　③ 完全房室ブロックでは，Pと心室群（QRS，ST，T）が完
　　　　　全に分離してしまう．
　　□　④ 心室期外収縮が先行のTの頂上付近に出現すると心室細
　　　　　動に移行する危険がある．
　　□　⑤ 洞房ブロックでは，延長したP-P間隔は，先行する正常
　　　　　P-P間隔の整数倍にならない．

10．血清カリウム濃度7.0mEq/Lのときの特徴的な心電図所見は
　　どれか．
　　□　① PR時間の短縮
　　□　② QRS時間の短縮
　　□　③ QT時間の延長
　　□　④ T波の増高
　　□　⑤ U波の出現

B　8-①（Ⅰ誘導の波形がすべて逆転，Ⅱ↔Ⅲ，aV$_R$↔aV$_L$で胸部誘導が正常パ
ターンを示すことから左右上肢電極のつけ間違え），9-⑤（④R on T型という，
⑤整数倍となる），10-④（血清カリウム濃度7.0mEq/Lは明らかな高カリウム
血症であり，増高T波（テント状T波）とQRS時間の延長を認める．①WPW症
候群やLGL症候群などの副伝導路障害で認められる，③低カルシウム血症や先
天性QT延長症候群でみられる，⑤低カリウム血症などでみられる）

E　運動負荷心電図

 適応と禁忌

1．運動負荷試験の適応

①労作で誘発される狭心症の診断，虚血性心疾患のスクリーニングや診断，重症度や予後または薬物治療効果の判定などに用いられる．

②心疾患患者の運動耐容能評価，運動に関連する不整脈の検出に用いられる．

③運動負荷試験は負荷前に安静時の心電図を記録し，波形を確認してから行う．

2．運動負荷試験の禁忌

急性心筋梗塞（2日以内），不安定狭心症，重症大動脈弁疾患，重度の不整脈，急性熱性疾患や運動負荷実施が困難である身体・精神的疾患など．

*詳細は日本循環器学会ホームページ，慢性冠動脈疾患診断ガイドライン（2018年改訂版）参照．

運動負荷の中止徴候（エンドポイント）

①被検者からの中止の訴え，ST低下を伴う軽度の胸痛およびST低下を伴わない中等度の胸痛，めまい，ふらつき，呼吸困難，下肢や全身の疲労，蒼白，チアノーゼ，嘔気など．

②0.1mV以上のST低下（水平型，下降傾斜型），0.1mV以上のST上昇．

③危険な不整脈の出現．

④過度の血圧上昇（収縮期250mmHg以上，拡張期120mmHg以上），負荷前に比べて運動中に10mmHg以上の血圧低下．

⑤予測最大心拍数（分）＝（220－年齢）の85～90％を目標心拍数とする．

⑥心電図や血圧のモニター等が正常に作動しない場合，ほか．

*詳細は日本循環器学会ホームページ，慢性冠動脈疾患診断ガイドライン（2018年改訂版）参照．

 Master2階段試験

①規定の高さ（1段の高さ約23cm，幅約61cm，奥行き約25cm）の凸状の2階段を用いて，年齢・性別・体重で決められた回数を一定時間（1分半）に昇降する運動負荷試験である．

②負荷量は通常ダブル（割り出された昇降回数の2倍）で行い，時間はシングルの2倍の3分で行う．

③事前に負荷の時間・量を決めて行う単一負荷試験．

 トレッドミル負荷試験

①動くベルトの上を歩行し，負荷前，中，後の心電図，血圧を測定する．速度と傾斜の設定のプロトコルとして3分ごとに負荷のステージが上がる Bruce法があり，スクリーニングに用いられる．

②誘導は運動中のアーチファクトが少ない Mason-Likar法が用いられる（筋電図の混入を抑制）．

③目標心拍数〔予測最大心拍数（分）＝（220－年齢）の85～90％〕に達すれば運動を終了する．

エルゴメータ負荷試験

①設置型の動かない自転車のペダルをこいで，運動中と運動後の心電図や血圧を測定する．

②運動法は漸増負荷法（ランプ法）を用いる．

③呼気ガス分析を同時に行う心肺運動負荷試験に用いられる．

運動負荷試験の評価法

心電図所見から，虚血の有無や運動耐容能評価などが行われる．

①ST低下：J点でST偏位を決め，1mm（0.1mV）以上を有意な所見とする．水平型・下降傾斜型のST低下は特異性が高い．上行傾斜型のST低下は特異性が低い（J点から0.04〜0.06秒後で判定）．

②ST上昇，T波逆転，陰性U波，徐脈，PR時間延長，QRS時間延長，脚ブロックの出現，期外収縮のほか，不整脈の出現を有意所見とする．

Mason-Likar（メイソン・リカー）法

肢誘導の電極位置を体幹内に置き換えることで，四肢を動かしたときの心電図への影響（筋電図の混入，基線の動揺など）を少なくすることができる．

肢誘導

R	右鎖骨窩外側（右鎖骨上）
L	左鎖骨窩外側（左鎖骨上）
N	右前腸骨棘あるいは右肋骨弓の下端部（右季肋下）
F	左前腸骨棘あるいは左肋骨弓の下端部（左季肋下）

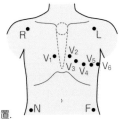

胸部誘導：通常の標準12誘導と同様の装着位置．

セルフ・チェック

A 次の文章で正しいものに○，誤っているものに×をつけなさい.

	○	×
1. 運動負荷試験は心疾患における運動耐容能測定に用いられる.	□	□
2. 運動負荷試験は超急性期の心筋梗塞の診断に有用である.	□	□
3. 運動負荷試験はコントロールされていない糖尿病は禁忌である.	□	□
4. 運動負荷試験で持続する強い前胸部痛が出現しても様子をみながら負荷は続ける.	□	□
5. Master 2階段試験のダブル負荷では1分半にシングルの回数の2倍の昇降回数で行う.	□	□
6. Master 2階段試験の昇降回数は年齢・性別・体表面積で求められる.	□	□
7. トレッドミル負荷試験でⅢ度の房室ブロックが出現した場合には運動は中止する.	□	□
8. トレッドミル負荷試験で収縮期血圧が120mmHgから140mmHgに上昇した場合には運動を中止する.	□	□
9. トレッドミル負荷試験での負荷法にはBruce法が一般的に用いられる.	□	□
10. エルゴメータ負荷試験の運動法は漸増負荷法（ランプ法）を用いる.	□	□

A 1-○，2-×（急性心筋梗塞発症は絶対禁忌），3-×（絶対禁忌にも相対禁忌にも含まれない），4-×（ただちに中止する），5-×（時間も回数もシングルの2倍，時間は3分間），6-×（年齢・性別・体重），7-○，8-×（収縮期血圧が250mmHg以上に上昇した場合は中止する．120mmHgから140mmHgへの上昇は運動中の生理的な上昇），9-○，10-○

B

1．Master 2階段運動負荷試験について正しいのはどれか．**2つ選べ**．
- ☐ ① 年齢・体重・性別で運動量を決める．
- ☐ ② 運動負荷前と負荷後の心電図の経時変化を記録する．
- ☐ ③ 決められた運動量をできるだけ速く行う．
- ☐ ④ ダブル負荷試験はシングル負荷試験の2倍の運動量を90秒で行う．
- ☐ ⑤ 高さ23インチの階段を使用する．

2．トレッドミル運動負荷試験の中止基準について**誤っている**のはどれか．
- ☐ ① 血圧の連続的な10mmHg以上の下降
- ☐ ② 目標心拍数の70％到達時点
- ☐ ③ ST上昇または下降が3mm以上
- ☐ ④ 心室性不整脈の頻発
- ☐ ⑤ 胸痛の出現

3．運動負荷心電図について正しいのはどれか．**2つ選べ**．
- ☐ ① 不安定狭心症では早く行ったほうがよい．
- ☐ ② 労作性狭心症の診断に有用である．
- ☐ ③ 心筋梗塞患者のリハビリテーションの目安になる．
- ☐ ④ 異型狭心症で陽性となる例が多い．
- ☐ ⑤ 薬物治療効果の判定には利用できない．

B 1-①と②（③年齢・性別・体重で割り出された回数を決められた時間内で行う，④シングル負荷は90秒（1分半），ダブル負荷は180秒（3分）で行う，⑤高さは約23cm），2-②（目標心拍数〔予測最大心拍数（分）＝（220－年齢）の85～90％〕に達すれば運動を終了する），3-②と③（①不安定狭心症は運動負荷試験が禁忌，④異型狭心症は安静時狭心症であり運動負荷検査が陰性のことが多い，⑤薬物治療効果の判定に有用）

F Holter心電図・その他の心電図

Holter心電図

　約24時間にわたる日常生活での心電図を記録することで，通常の安静時心電図では検出できない一過性に出現する不整脈や狭心症などを検出し，診断や治療に役立てる心電図検査である．

1．臨床的意義

　①発作性に生ずる不整脈の検出と診断．
　②狭心症の鑑別診断．
　③心筋梗塞などの心疾患のリハビリテーションにおける日常生活・労作量の判断や薬物治療効果判定．
　④スポーツ生理学での応用．
　⑤ペースメーカーの作動評価，ほか．

2．誘導法

　①胸壁の双極誘導が一般的．
　②粘着貼り付け電極を用いる．電極が剥がれないように，皮膚面はアルコール綿や蒸しタオルでよく拭く．

Holter心電図検査の代表的な誘導の種類と誘導部位

誘導	誘導部と極性		
	正	負	中性
CM₁	V_1に近い肋骨上	胸骨柄	右胸部肋骨上
CM₅	V_5に近い肋骨上	胸骨柄	右胸部肋骨上
NASA	胸骨下端	胸骨上端	右胸部肋骨上
CC₅	V_5に近い肋骨上	V_{5R}に近い肋骨上	右胸部肋骨上

③電極装着部位は12誘導心電図を確認し，検査目的に適した部位を選択する必要があるが，ルーチン検査ではNASA誘導とCM$_5$もしくはCC$_5$誘導を組み合わせて2誘導で記録することが望ましい（標準的にはNASA誘導とCM$_5$誘導）.

④NASA誘導：不整脈の解析に適し，P波の検出に優れている．V$_1$波形に近似.

⑤CM$_5$やCC$_5$誘導：ST低下の検出に優れている．V$_5$波形に近似.

3．Holter心電計

①記録器，再生・解析機からなる.

②被検者にHolter記録器（電極）を装着し，日常生活を送りながら24時間分の心電図波形を記録.

③被検者は，心電図記録中は行動記録カードを記入し，何か症状があった場合にはイベントボタンの使用と症状のあった時刻・行動を記載する.

④記録終了後，デジタルメモリの保存情報の再生・解析を行う.

⑤現在はアナログ式よりデジタル式が一般的で，テープの駆動音や回転のムラがなくなり，軽量化された.

その他の心電図

1．加算平均心電図

①複数の心電図波形（X，Y，Z軸のベクトル各誘導から得られる心電図）を加算平均することによって，通常の12誘導心電図では記録できず，心腔内からしか記録できない微小電位を体表から記録する方法.

②12誘導心電図には現れない微小な高周波電位を検出できる：40〜250Hzの帯域通過フィルタを通した信号を100〜500心拍加算平均したもの．加算平均することにより同時相の電位は増幅され，不規則に出現するノイズは小さくなりキャンセルされる.

③虚血性心疾患（心筋梗塞慢性期）や心筋症では障害心筋組織での伝導遅延がリエントリー回路をつくることが多い．致死性心室性不整脈や突然死が発生する原因となる.

・記録された遅延した微小電位を心室遅延電位（late potential；LP）とよぶ.

2．心内心電図

①心腔内に電極を挿入し，電極カテーテルから記録される心腔内局所の電気的興奮を記録．初めて適用された代表的な記録部位がHis束領域で，心房波，心室波，His束波が記録される．

②洞結節機能，房室伝導能の評価（房室ブロックの病態解析），頻拍発作の診断や停止に有効．

3．ベクトル心電図

①立体的な心起電力の変化の理解に有用．心臓の起電力ベクトルを3次元の図形として，時間的，空間的，定量的に把握する．

②誘導法はFrank誘導．関電極7個で不関電極は右足に置く．

③ベクトル心電図のX軸は心臓の左右軸，Y軸は上下軸，Z軸は前後軸を表し，通常の心電図とは電極の位置と誘導法は異なるが，I，V_6の誘導軸は主に左右，aV_Fの誘導軸は上下，$V_{1,2}$の誘導軸は前後にそれぞれ向かう．これらの心電図波形はX，Y，Z軸の波形に似る．

④心筋梗塞，心室肥大，脚ブロックの診断や心電図理解に有用．

4．ヘッドアップ・チルト（head-up tilt；HUT）試験

①自律神経機能を評価し，一時的に意識を失う失神の原因を調べる検査である．

②仰臥位から立位（傾斜位）の状態になると，血液は重力に従い下肢に移動し，血圧は低下する．通常は自律神経の働きによって脳循環を保つことができるが，自律神経に調節異常がある場合は，血圧や心拍の調整がうまくいかず一時的に脳循環が低下し失神が起こる．

③患者に検査台（チルトテーブル）に横になってもらい，検査台を起こして傾斜をつけることで自律神経の働きを検査する（この際の症状，血圧，心拍数を測定する）．

④判定：血管迷走神経反射による眼前暗黒感，嘔気，めまいなど，失神を伴う血圧低下と徐脈を認めた場合を陽性とする．

⑤適応：反射性（神経調節性）失神，起立性低血圧，体位性頻脈症候群などの診断．反射性失神では，血管迷走神経性失神が最も頻度が高い．

⑥検査には2人以上の立ち会いを要し，このうち1名は医師であることが望ましい．また，検査者は被検者の様子，心電図と血圧モニタ画面を見ながら検査を行う．

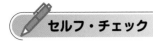
セルフ・チェック

A 次の文章で正しいものに○，誤っているものに×をつけなさい．

	○	×
1. Holter心電図の誘導は単極胸部誘導を用いる．	☐	☐
2. Holter心電図の電極は肋間に置くとよい．	☐	☐
3. Holter心電図のNASA誘導は不整脈の解析に適している．	☐	☐
4. Holter心電図の記録中はできるだけ安静にする．	☐	☐
5. Holter心電図の記録中は被検者に行動記録カードの記入を行ってもらうよう指示する．	☐	☐
6. Holter心電図は発作性に出現する不整脈の検出に有効である．	☐	☐
7. 心室遅延電位は標準12誘導心電図で記録することができる．	☐	☐
8. 加算平均心電図は致死性心室性不整脈の素地の診断に有用である．	☐	☐
9. 心内心電図の代表的な記録部位はHis束領域である．	☐	☐
10. 心内心電図は房室伝導能の評価に用いられる．	☐	☐
11. ヘッドアップ・チルト試験は，自律神経機能を評価する検査である．	☐	☐
12. ヘッドアップ・チルト試験は，血管迷走神経性失神が疑われる際には禁忌である．	☐	☐

A 1-×（胸壁の双極誘導，2誘導を用いる），2-×（アーチファクト軽減のため胸骨上や肋骨上が望ましい），3-○，4-×（安静にする必要はなく，普段の生活をする），5-○，6-○，7-×（加算平均心電図にて記録する），8-○，9-○，10-○，11-○，12-×（有効である）

B

1．Holter 心電図について誤っているのはどれか．
- □ ① 皮膚抵抗を下げるとアーチファクトが減る．
- □ ② 胸部双極誘導を組み合わせて記録する．
- □ ③ CM$_5$誘導はV$_1$の波形に近似する．
- □ ④ 不整脈の治療効果判定ができる．
- □ ⑤ 記録中の行動記録は解析に必要である．

2．Holter 心電図記録の適応はどれか．2つ選べ．
- □ ① 労作性狭心症
- □ ② 胸部大動脈瘤
- □ ③ 大動脈弁狭窄症
- □ ④ 心室中隔欠損症
- □ ⑤ 発作性上室頻拍

3．55歳の男性．労作時の胸痛を訴えている．安静時心電図に異常が認められない．
次に行うべき検査はどれか．2つ選べ．
- □ ① 心内心電図検査
- □ ② 加算平均心電図検査
- □ ③ Holter 心電図検査
- □ ④ 食道誘導心電図検査
- □ ⑤ 運動負荷心電図検査

B　1-③（CM$_5$誘導はV$_5$の波形に近似する），2-①と⑤（Holter心電図は一過性に出現する症状を検出するのに有用．②CT，MRI，心エコーが有用，③，④心エコーが有用），3-③と⑤（①房室伝導能の評価（房室ブロックの病態解析）などに有用，②主に致死性心室性不整脈などの解析に有用，④カテーテルの電極を飲み込ませ，門歯から30cmの位置に置いて記録する．上室性不整脈などの解析，上室・心室性不整脈の鑑別に有用）

4 心音図検査

A 心音図検査とその異常

> **学習の目標**
> ☐ 心音の成因　　　　　　　　☐ 異常心音図の把握

 臨床的意義

　心臓は拍動とともに弁を開閉し，血液が流出・流入しており，それらが一定の音（心臓弁・心腔壁・血管壁などの振動）を発生させていて，これを心音という．心臓に障害があると，異常心音や心雑音とよばれる普段とは異なる音が聴取される．

 心音の成因と性質

　心音図上ではⅠ音と次のⅡ音の間を機械的収縮期（収縮期），Ⅱ音と次のⅠ音の間を拡張期という．

1．Ⅰ音
①房室弁（僧帽弁と三尖弁）の閉鎖音．
②半月弁（大動脈弁と肺動脈弁）の開放音．
③Ⅰ音の主成分は僧帽弁閉鎖音と大動脈弁開放音である．
④正常では心尖部付近で最も強く，左心系の音が主成分となっている．
⑤心基部（肺動脈領域，大動脈領域）で弱い．
⑥心電図R波（QRS波）から0.04〜0.06秒（Q-Ⅰ時間）遅れて始まる．

2．Ⅱ音
①大動脈弁の閉鎖音（$Ⅱ_A$またはA_2）．
②肺動脈弁の閉鎖音（$Ⅱ_P$またはP_2）．
・吸気時に0.03〜0.05秒遅れて分裂してきかれ，呼気時には単一にきかれる．生理的Ⅱ音分裂という．
③心基部できかれ，心尖部で弱い．
④心電図のT波の終了点に出現する（前後±0.04秒以内）．

心音計と心音図の記録

①心音の周波数は数Hz〜100Hzで，心雑音の周波数は1,000Hzにも及ぶ．

②ヒトの耳は高音に敏感で低音に鈍感なため，ヒトの耳の特性にあわせて高域通過（低域カット）フィルタおよび帯域通過フィルタを用いる．→低音を減衰し，高音を強調する．

③心音計のフィルタ（濾波器）：必要な周波数成分を通過させ，そのほかの成分は，一定の減衰をさせる．

④周波数帯域は低音（L），中音（M），高音（H）に分割．

⑤入力部（マイクロホン）は，音のエネルギーを電気的エネルギーに変えるトランデューサである．

⑥直接伝導型加速度型クリスタル式マイクロホンは，両面粘着テープを使用して直接胸壁に接触させる．変換素子にはチタン酸バリウムやロッシェル塩などが用いられており，軽量で感度がよく最も普及している．

⑦紙送り速度は一般に50mm/s・100mm/sである．

⑧心音部に並列に心電部が組み込まれ，心音図と心電図（普通は第II誘導）が同時記録される．心電部は主に心音図の参考誘導図として使用される．

⑨被検者に呼気で軽く息止めをさせ，最低5拍記録する．

⑩マイクロホンをおく位置：

・心尖部：心尖拍動を触れる場所，第5肋間で左鎖骨中線と交わる場所．

・僧帽弁領域：第4肋間胸骨左縁（4LSB）

・大動脈領域：第2肋間胸骨右縁（2RSB）

・肺動脈領域：第2肋間胸骨左縁（2LSB）

・Erb（エルブ）の領域：第3肋間胸骨左縁（3LSB）

・三尖弁領域：第4肋間胸骨右縁（4RSB）

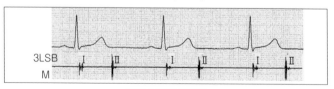

正常心音図（呼気）

4 異常心音図

1．収縮期雑音

駆出性収縮期雑音	収縮期に心室の出口に狭窄などがあると生じる雑音. ・大動脈弁狭窄症 ・肺動脈弁狭窄症 ・心房中隔欠損症 ・肥大型閉塞性心筋症　など	
全収縮期雑音 （収縮期逆流性雑音）	房室弁の構造に問題があり，収縮期に閉じているはずの弁の隙間から血液が心房へ逆流して生じる雑音. ・僧帽弁閉鎖不全症 ・心室中隔欠損症　など	
収縮後期雑音	逸脱した弁尖の逆側に向かう僧帽弁逆流による雑音. ・僧帽弁逸脱症	

2．拡張期雑音

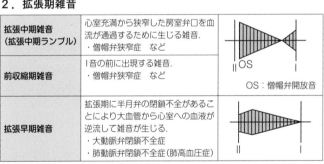

拡張中期雑音 （拡張中期ランブル）	心室充満から狭窄した房室弁口を血流が通過するために生じる雑音. ・僧帽弁狭窄症　など	
前収縮期雑音	I音の前に出現する雑音. ・僧帽弁狭窄症　など	
拡張早期雑音	拡張期に半月弁の閉鎖不全があることにより大血管から心室への血液が逆流して雑音が生じる. ・大動脈弁閉鎖不全症 ・肺動脈弁閉鎖不全症（肺高血圧症）	

3．連続性雑音

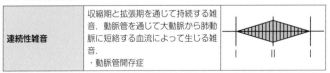

連続性雑音	収縮期と拡張期を通じて持続する雑音．動脈管を通じて大動脈から肺動脈に短絡する血流によって生じる雑音. ・動脈管開存症	

4．機能性雑音

　無害性雑音ともいう．健常若年者，貧血，発熱，甲状腺機能亢進症の際に，器質的心疾患のない人に聴取される短い駆出性収縮期雑音．

5．急性心膜炎

　心膜炎のため粗くなった心膜が擦れることによる高調な心膜摩擦音．前収縮期（心房収縮），収縮期（心室収縮），拡張期（心室急速充満）の３相に摩擦音が存在する．

6．収縮期過剰心音

（1）駆出音（ejection sound；Es）

　①収縮期に出現．Ⅰ音から0.04〜0.10秒遅れて独立して聴取される高調な音．

　②大動脈駆出音は大動脈弁狭窄症で聴取される．

　③半月弁狭窄，高血圧症，大動脈弁閉鎖不全症，心房中隔欠損症，動脈管開存症などできかれる．

7．拡張期過剰心音

（1）Ⅲ音，拡張早期心音

　①拡張期に出現し，低音で振幅が小さい．

　②心尖拍動波のRF波と時相が一致する．

　③健常若年者，僧帽弁閉鎖不全症などで聴取される．

　④Ⅲ音が病的に強くなった場合を拡張早期奔馬音といい，三拍子である．

（2）Ⅳ音（心房音），前収縮期心音

　①心房の収縮により生じる：心房音ともいわれる．

　②心電図のP波の直後で前収縮期心室拡張期に出現．

　③心尖拍動波のA波や頸動脈波のa波と同時相に出現．

　④低音で振幅が小さい．通常は聴取されない．

　⑤Ⅳ音が病的に強くなった場合を前収縮期奔馬音・心房性奔馬音という．

　⑥三拍子で，高血圧性疾患で聴取される（心肥大など）．

セルフ・チェック

A 次の文章で正しいものに〇，誤っているものに×をつけなさい．

	〇	×
1. 心音図上では I 音と次の II 音の間は収縮期である．	□	□
2. II 音の発生には大動脈弁開放が関与する．	□	□
3. 呼吸に伴い II 音が分裂する．	□	□
4. 動脈管開存症では連続性雑音が聴取される．	□	□
5. IV 音は心房の収縮により生じ，心房音といわれる．	□	□

B

1. 心音図について誤っているのはどれか．

　　□ ① 原則として呼気位で呼吸を停止させて記録する．

　　□ ② 心電図と同時記録することが望ましい．

　　□ ③ 記録紙の送り速度は 2.5 cm/s よりも 5 cm/s のほうが望ましい．

　　□ ④ I 音は心電図の P 波と一致した時相で現れる．

　　□ ⑤ 心音計は低音を減衰し，高音を強調する．

A 1-〇，2-×（大動脈弁と肺動脈弁の閉鎖），3-〇，4-〇，5-〇

B 1-④（I 音は R 波から 0.04～0.06 秒遅れて始まる）

5 脈管疾患検査

A 動脈硬化検査・血管内皮機能検査

> **学習の目標**
> □ 足関節上腕血圧比（ABI）
> □ 脈波伝播速度（PWV）
> □ 皮膚灌流圧（SPP），経皮
> 　酸素分圧（Pt_{CO_2}）
> □ 指尖容積脈波
> □ 血管内皮機能検査

 足関節上腕血圧比（ABI）

①下肢動脈の閉塞や狭窄の程度を示す指標．末梢動脈疾患（peripheral arterial disease；PAD）を評価．

②PAD は冠動脈疾患や脳血管障害を将来発症する頻度が高く，閉塞性動脈硬化症や Buerger（バージャー）病などが含まれる．

③動脈は，狭窄や閉塞が存在するとその末梢の血圧が低下する．血圧は個人で異なるため，上腕血圧で除することで標準化する．

$$ABI = \frac{足関節収縮期血圧}{左右で高い方の上腕収縮期血圧}$$

④1.00〜1.40 までが正常値（0.9以下でPADを疑う．1.4以上では下肢動脈の石灰化のため実際の血行動態を反映しないと考える）．

⑤オシロメトリックセンサを内蔵したカフを用いて測定する．

 脈波伝播速度（PWV）

①2点にて脈波を検出し，近位の動脈波と遠位の動脈波の時間差（ΔT）と，それら2点間の距離（L）から算出される．

$$PWV = \frac{L}{\Delta T}$$

②動脈硬化の指標：脈波はその管が硬いほど，内腔が細いほど，壁厚が厚いほど速く伝播する．

③PWV では脈波を空気容積脈波法により検出し，上腕動脈-足首動

脈間(baPWV)などの部位で計測されている.

④加齢, 高血圧, 動脈硬化の存在により増加し, 男性で高い値を示す(年齢, 性別, 血圧など測定値に影響を与える因子は考慮する).

⑤PWVの値が高いほど心血管疾患の発症リスクが高い.

⑥14 m/s(1,400 cm/s)を超えると脳・心血管系疾患の発症リスクが高まる.

皮膚灌流圧(SPP), 経皮酸素分圧(Pt_{CO_2})

①SPPは, 下肢虚血の重症度を評価する検査法の一つ. 重症虚血肢(critical limb ischemia；CLI)の重症度評価や難治性潰瘍の治癒予測に有用である. 皮膚微小循環を指標とした灌流圧のことで, 皮膚組織レベルの毛細血管の血流を測定する.

②SPPは, レーザードプラをセンサーとして使用し, 測定部位は主に足部を選択する. 任意の部位で測定が行えるように足趾用, 足部用, 下腿用などのサイズの異なる圧力カフを使用する.

③圧力カフで圧迫後解除し, レーザードプラによる血流が検出された圧をSPPとする.

④Pt_{CO_2}も, 重症虚血肢の評価に用いられる. クラーク電極を用い, 皮膚表面温度を43〜44℃に温め, コンタクト液に上がってきた酸素を測定する.

⑤SPP, Pt_{CO_2}ともに足部で30 mmHg未満であれば重症虚血肢と考えられ, 治療予測因子として有用である(30 mmHgがカットオフ値になっている).

4 指尖容積脈波

　心収縮による圧変化により生じた血管の容積変化を，指(趾)尖に装着したセンサーにて記録したものである．

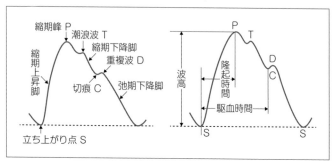

1．正常脈波

①隆起時間（昇脚時間・最大駆出期）：立ち上がりから縮期峰までの時間．正常値は平均0.13±0.01秒（0.2秒を超えることはない）．

②波高：基線から縮期峰までの高さ．正常値は，指尖で3.0〜5.0mV/V，趾尖で2.5〜4.5mV/V.

③脈波伝達時間：心電図Q波から脈波の立ち上がり点Sまでの時間（ただし，等容収縮時間が含まれている）．

④脈波伝達速度

$$脈波伝達速度 = \frac{脈波伝達距離}{脈波伝達時間}$$

・日本人の脈波伝達速度：健常成人4〜6m/s（高齢者ほど速い），動脈硬化6〜8m/s（同年齢の健常成人に比べ速い）．

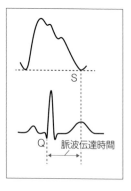

2．異常波形

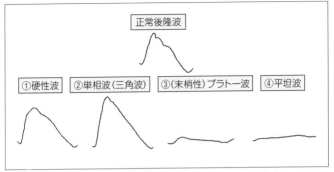

正常後隆波

①硬性波　②単相波（三角波）　③（末梢性）プラトー波　④平坦波

（増山里枝子：脈管疾患検査．最新臨床検査学講座 生理機能検査学（東條尚子，川良徳弘編）．第2版，p74，医歯薬出版，2022）

①硬性波：太い動脈のアテローム（粥状）硬化，動脈硬化症など血管壁の伸展性が低下し，駆血抵抗が増大する疾患でみられる．
②単相波（三角波）：高血圧症，細動脈の硬化などで切痕が明確でなくなる．
③（末梢性）プラトー波：Buerger病などで脈波の波高が低くなる．
④平坦波：プラトー波を生じるような障害の進行により，より低振幅となる．
⑤Raynaud（レイノー）病や膠原病などに起因するRaynaud症候群では，室温下では正常波形を示すが，寒冷負荷によって，Raynaud現象の陽性所見（プラトー波の出現など）を認めやすい．

 ## 血管内皮機能検査

1．血流依存性血管拡張反応（flow mediated dilation；FMD）

①血管内皮機能を非観血的に評価する方法として知られている．
②動脈硬化の早期発見に有用．
③血流が増加すると血管内皮細胞は一酸化窒素（NO）を産生する．NOは，血管壁の機能や病変形成の予防に大きな役割を果たしている．
④NOは平滑筋細胞に作用し血管拡張を引き起こす作用があり，血管壁の肥厚を抑制，血栓形成を阻害，プラークの形成を阻止する．

2．操作

①超音波診断装置を用いて前腕（上腕）動脈を描出．安静時の前腕（上腕）動脈径（推奨は内腔径）を測定する．

②前腕（上腕）部をマンシェットにて5分間駆血する．

③カフを開放して最大拡張血管径（通常は駆血開放後おおむね60秒前後）を測定する．

④血管径の計測ポイントは複数箇所とし，その平均を用いる．

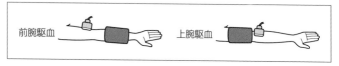

前腕駆血　　　　　　　　　　　上腕駆血

3．結果の解釈

①血管内皮機能低下：FMD値は低下（NOの産生は少なくなる）．

②正常値の目安：6％以上（5％以下は血管内皮機能障害が疑われる）．

セルフ・チェック

A 次の文章で正しいものに○，誤っているものに×をつけなさい．

<table>
<tr><td></td><td>○</td><td>×</td></tr>
<tr><td>1. 足関節上腕血圧比（ABI）は末梢動脈疾患（PAD）を評価する．</td><td>☐</td><td>☐</td></tr>
<tr><td>2. PADは冠動脈疾患や脳血管障害を将来発症するリスクが低い．</td><td>☐</td><td>☐</td></tr>
<tr><td>3. 足関節上腕血圧比は左右で高い方の上腕収縮期血圧を足関節収縮期血圧で除して計算する．</td><td>☐</td><td>☐</td></tr>
<tr><td>4. 脈波伝播速度（PWV）の値が高いほど心血管疾患の発症リスクが高い．</td><td>☐</td><td>☐</td></tr>
<tr><td>5. 脈波は血管の壁厚が厚いほど速く伝播する．</td><td>☐</td><td>☐</td></tr>
<tr><td>6. 指尖容積脈波はRaynaud病の診断に有用である．</td><td>☐</td><td>☐</td></tr>
<tr><td>7. 血管内皮機能検査（FMD）は血管内皮機能を観血的に評価する方法である．</td><td>☐</td><td>☐</td></tr>
<tr><td>8. 血管内皮細胞はプラークの形成を阻止するNO（一酸化窒素）を産生する．</td><td>☐</td><td>☐</td></tr>
<tr><td>9. 皮膚灌流圧は，重症虚血肢の重症度評価に有用である．</td><td>☐</td><td>☐</td></tr>
<tr><td>10. 皮膚灌流圧，経皮酸素分圧ともに，測定値の解釈として足部で30mmHg以上で重症虚血肢とする．</td><td>☐</td><td>☐</td></tr>
</table>

A 1-○，2-×（リスクや頻度が高い），3-×（足関節収縮期血圧を左右で高い方の上腕収縮期血圧で除する），4-○，5-○，6-○，7-×（非観血的に評価），8-○，9-○，10-×（30mmHg未満）

B

1. 血圧測定結果を示す.
   右側の足関節上腕血圧比(ABI)で正しいのはどれか.

	収縮期血圧 (mmHg)	拡張期血圧 (mmHg)
右上腕	125	80
右足関節	130	85
左上腕	130	90
左足関節	120	95

- ☐ ① 0.92
- ☐ ② 0.96
- ☐ ③ 1.00
- ☐ ④ 1.04
- ☐ ⑤ 1.08

2. 血流依存性血管拡張反応(FMD)で血管内皮細胞から放出されるのはどれか.
   - ☐ ① CO
   - ☐ ② CO_2
   - ☐ ③ N_2
   - ☐ ④ NO
   - ☐ ⑤ O_2

B 1-③(ABI=足関節の収縮期血圧/左右で高い方の上腕収縮期血圧.130/130=1.00),2-④(血流の増加により血管内皮細胞が産生する一酸化窒素(NO)は,血管壁の機能や病変形成の予防に大きな役割を果たしている)

6 呼吸器系検査の基礎

A 呼吸生理

学習の目標
- ☐ 呼吸運動リズム構成部
- ☐ 気体に関する一般的法則
- ☐ 酸素解離曲線

 呼吸器の機能

1. 主な機能：血液のガス交換

①肺で酸素（O_2, エネルギー源）を取り入れる.

②二酸化炭素（CO_2, 不要物）を体外へ排出.

・外呼吸：肺でのガス交換（一般的な「呼吸」）.

・内呼吸：組織でのガス交換.

 呼吸運動とその調節

基本的なリズム構成部：延髄・橋を中心とする脳幹部に存在（呼吸中枢）.

 ガス交換と運搬

1. 気道

2. 肺

①ガスの通り道：気管.

②ガス交換：肺胞.

・肺胞での酸素と二酸化炭素受け渡しの関係を呼吸商という.

3. 運搬

①動脈血での酸素の運搬は, 主にヘモグロビンが行う.

②血液中の二酸化炭素：

・H_2O（水）と結合し, 大部分（約70％）がH_2CO_3（炭酸）となる.

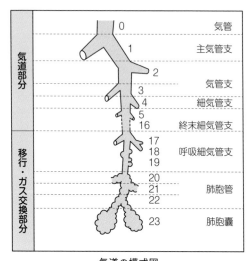

気道の模式図
数字は分岐次数を表す（気管0次，肺胞嚢23次分岐）.

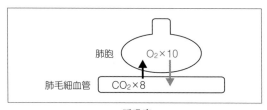

呼吸商
安静時呼吸商＝0.8. 酸素10個と二酸化炭素8個を交換.

・血漿中では$NaHCO_3$（炭酸水素ナトリウム），赤血球中では$KHCO_3$
（炭酸水素カリウム）．

4 酸素解離曲線

①酸素解離曲線とは血液中の酸素分圧と酸素飽和度の関係を表した
曲線．

②酸素分圧が上がると酸素と結合するヘモグロビン量は増加するた
め，酸素飽和度は上昇する．

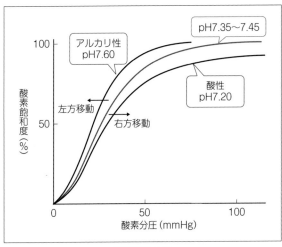

酸素解離曲線

③酸素分圧が下がると酸素と結合するヘモグロビン量は減少する.

④酸素分圧が低いところでは，わずかな酸素分圧の低下でヘモグロビンは大量の酸素を組織や細胞に渡す.

⑤酸素解離曲線は，血液pHや温度によっても右方または左方に移動する.

⑥血液pHが基準範囲（pH7.35〜7.45）より酸性に傾くと右方移動，アルカリ性に傾くと左方移動する（酸性に傾くと酸素を手放しやすくなる）.

⑦体温が上昇すると右方移動する（体温が上がると酸素を手放しやすくなる＝発熱していると組織の代謝が亢進し，酸素消費が増大するため都合がよい）.

右方移動	酸素分圧上昇
	pH低下（酸性に傾く）
	体温上昇
左方移動	酸素分圧低下
	pH上昇（アルカリ性に傾く）
	体温低下

換気機能

①スパイロメトリによって求められた％肺活量（％VC）と一秒率（FEV$_{1.0}$％）によって区分された障害の有無とその分類．

②正常，閉塞性，拘束性，混合性に分類される（p.96参照）．

 気体に関する一般的法則

呼吸機能検査に使用される記号や略号には約束がある．

1．1次記号

①圧力や容積，ガスなどの物理的状態を示す．

②記載はアルファベットの大文字を用いる．

③文字の上の「・」（ドット）は単位時間（通常1分間）あたりの容積変化（気流量や血流量）を示す．

④「‥」は気流量や血流量の加速度を示す．

1次記号

記号	意味	英語表記	単位
V	容積・体積	volume	L, mL
P	圧力・分圧	pressure	Torr, mmHg
C	含量・濃度	content, concentration	%, mL/dL
	コンプライアンス	compliance	L/cmH$_2$O
S	飽和度	saturation	%
F	ガス濃度	fractional concentration	vol%
$\dot{Q}$	血流量	blood flow per unit time	mL/分

2次記号

記号		意味
気相	I	吸気
	E	呼気
	A	肺胞気
	T	1回換気
液相	b	血液
	a	動脈血
	v	静脈血
	c	毛細血管血
	$\bar{v}$	混合静脈血

2．2次記号

①性状や由来，所在，採取部位を示す．

②1次記号の右下に小さく記載する．

③気相は大文字，液相は小文字のアルファベットで表す．

④「－」（バー）は平均（混合静脈血）を示す．

3．記載例

例①

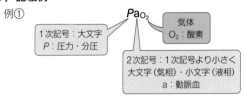

Pa_{O_2}

1次記号：大文字
P：圧力・分圧

気体
O_2：酸素

2次記号：1次記号より小さく
大文字（気相）・小文字（液相）
a：動脈血

例②　Pa_{O_2}：動脈血酸素分圧
　　　Pa_{CO_2}：動脈血二酸化炭素分圧

例③　PA_{O_2}：肺胞気酸素分圧

2次記号：大文字（気相）
A：肺胞気

例④　$S\square_{O_2}$

1次記号：大文字
S：飽和度

気体
O_2：酸素

2次記号：小文字（液相）
a：動脈血
p：パルスオキシメータ

Sa_{O_2}：動脈血酸素飽和度（血液ガス測定によって得られた値）

Sp_{O_2}：経皮的動脈血酸素飽和度（パルスオキシメータ測定によって得られた値）

4．気体の法則

①気体の法則はボイル・シャルルの法則に従う．

②ボイルの法則：気体の体積は一定の温度下では圧力に反比例．

③シャルルの法則：気体の体積は一定の圧力下では温度に比例．

④②と③を組み合わせてボイル・シャルルの法則となる．

・ATPSからBTPS，STPDへの変換はこの法則に基づいて行う．

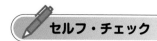

セルフ・チェック

A 次の文章で正しいものに〇, 誤っているものに×をつけよ.

	〇	×
1. 呼吸器の主な機能は血液のガス交換である.	□	□
2. 外呼吸とは組織でのガス交換を指す.	□	□
3. 呼吸中枢は脳幹部に存在する.	□	□
4. 肺でのガス交換は肺胞で行う.	□	□
5. 動脈血での酸素の運搬は主にヘモグロビンが行う.	□	□
6. 酸素分圧が上がれば酸素飽和度は上昇する.	□	□
7. 気体の法則はヘンリーの法則に従う.	□	□
8. Pa_{O_2}は肺胞気酸素分圧を意味する.	□	□
9. Sa_{O_2}は動脈血酸素飽和度を示している.	□	□
10. Sp_{O_2}は血液ガス測定で得られた値である.	□	□

B

1. 肺の解剖について誤っているのはどれか.
   - □ ① 終末細気管支はガス交換に関与する.
   - □ ② 肺静脈は左心房に戻る.
   - □ ③ 気管支動脈は肺の栄養血管である.
   - □ ④ 左肺は二葉である.
   - □ ⑤ 主気管支は下気道である.

A 1-〇, 2-×(外呼吸は肺でのガス交換. 内呼吸が組織でのガス交換), 3-〇, 4-〇, 5-〇, 6-〇, 7-×(ボイル・シャルルの法則), 8-×(動脈血酸素分圧), 9-〇, 10-×(パルスオキシメータ)

B 1-①(ガス交換は肺胞で行われる)

2．健常成人の呼吸商について正しい数値はどれか．
  □ ① 0.5
  □ ② 0.8
  □ ③ 1.0
  □ ④ 1.3
  □ ⑤ 1.5

3．酸素解離曲線について正しいのはどれか．2つ選べ．
  □ ① 温度と関係がない．
  □ ② 血液のpHは6.1と，ほぼ一定である．
  □ ③ 酸素分圧が上がれば酸素飽和度は上がる．
  □ ④ 血液のpHが酸性に傾くと右方移動を示す．
  □ ⑤ 体温が上昇すると左方移動を示す．

4．肺機能の1次記号について誤っているのはどれか．
  □ ① V ── 容　積
  □ ② P ── 分　圧
  □ ③ F ── 換気数
  □ ④ $\dot{Q}$ ── 血流量
  □ ⑤ S ── 飽和度

5．気体が従う法則はどれか．
  □ ① サイズの法則
  □ ② ボイルの法則
  □ ③ スネルの法則
  □ ④ シャルルの法則
  □ ⑤ ボイル・シャルルの法則

B　2-②，3-③と④（①温度と関係があり体温が低くなると左方移動，②血液pH7.35～7.45，⑤右方移動），4-③（Fはガス濃度），5-⑤

7 呼吸機能検査

A 換気機能検査

臨床的意義

①換気障害の有無.
②換気障害の程度（レベル）.
③換気障害の種類.
④手術前後の状態把握.
⑤治療効果の判定, ほか.

肺気量分画

①基本分画（呼吸の深さによる分類）.
②2次分画（基本分画の組み合わせによる）.
③標準基準位（呼吸位置による）.

1. 基本分画（肺の体積・容積：volume）

①1回換気量（TV）：安静呼吸時の1回の呼吸量.
②予備吸気量（IRV）：安静吸気位からさらに吸入し, 限界まで吸い
きった量.
③予備呼気量（ERV）：安静呼気位からさらに呼出し, 限界まで吐き
きった量.
④残気量（RV）：最大呼出後も肺内などに残った量.

2. 2次分画（肺の収容能力：capacity）

①肺活量（VC）：最大呼気位から最大吸気位までの量.
・1回換気量（TV）＋予備吸気量（IRV）＋予備呼気量（ERV）

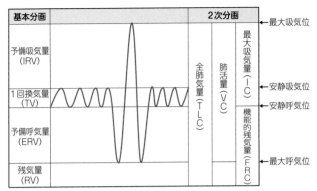

肺気量分画

②最大吸気量（IC）：安静呼気位から最大吸気位までの量．
・1回換気量（TV）＋予備吸気量（IRV）
③機能的残気量（FRC）：安静呼気位において肺内などに残存する量．
・予備呼気量（ERV）＋残気量（RV）
④全肺気量（TLC）：最大呼気位から最大吸気位までの量に最大呼出後も肺内などに残った量を加えたもの．
・1回換気量（TV）＋予備吸気量（IRV）＋予備呼気量（ERV）＋残気量（RV）
⑤1回換気量（TV）＝最大吸気量（IC）－予備吸気量（IRV）

 ## スパイロメトリ

①スパイロメトリとは呼吸機能を測定するための最も基本的な検査である．
②スパイロメトリは肺気量の変化を計測するものである．
③測定に用いる機器をスパイロメータ，計測された曲線をスパイログラムという．

1．スパイロメトリで得られる指標

①肺活量（VC）
②予備吸気量（IRV）
③1回換気量（TV）

④予備呼気量（ERV）

⑤努力肺活量（FVC）

⑥一秒量（$FEV_{1.0}$）

⑦最大換気量（MVV）

2．①〜⑦を用い計算などにより得られる指標

⑧一秒率（$FEV_{1.0}\%$）

⑨PEF：ピークフロー値

⑩$\dot{V}_{75}$：努力肺活量の75%

⑪$\dot{V}_{50}$：努力肺活量の50%

⑫$\dot{V}_{25}$：努力肺活量の25%

3．スパイロメトリの指標と評価

スパイロメトリで得られた結果より換気機能障害パターンを分類する.

（1）評価に必要な項目

①%肺活量（%VC）：どれだけ肺の中に空気を溜めこめるか.

②一秒率（$FEV_{1.0}\%$）：努力肺活量のうち1秒間に吐き出せる量はどれくらいか.

4 気道可逆性検査

①意義：気管支喘息の有無をみる.

②測定法：

・スパイロメトリによる一秒量（$FEV_{1.0}$）.

・閉塞性換気障害が認められ，気管支喘息が疑われる場合に行われる検査である.

・スパイロメトリにて気管支拡張薬（一般的にβ_2刺激薬）の吸入前後に一秒量（$FEV_{1.0}$）を測定する.

③改善量＝吸入後一秒量（$FEV_{1.0}$）－吸入前一秒量（$FEV_{1.0}$）

・改善量200mL以上は可逆性あり.

④改善率＝$\dfrac{吸入後FEV_{1.0}－吸入前FEV_{1.0}}{吸入前FEV_{1.0}} \times 100（\%）$

・改善率12%以上は可逆性あり.

・可逆性ありの場合は気管支喘息が最も考えられる.

⑤ フローボリューム曲線

①縦（Y）軸に呼気（または吸気）流量（flow），横（X）軸に肺活量
（volume）の関係を記録した，努力呼出を記録した曲線である．
②測定時は，最大吸気後，一気に呼出し最後まで吐き続けるよう声
かけを行う．
③そのように声かけすることで，気道の閉塞状態や努力時の肺活量
を求めることができる．
④疾患によって特徴的な曲線を示すことがあり，病態把握の推測が
可能となる．

1．フローボリューム曲線の流量（flow）より得られる指標

①流量（flow）の最大値：PEF（ピークフロー値）．
②肺活量（volume）を4等分する．75％量：$\dot{V}_{75}$，50％量：$\dot{V}_{50}$，
25％量：$\dot{V}_{25}$．
③PEF，$\dot{V}_{75}$：努力依存．
④$\dot{V}_{50}$以下：努力非依存．

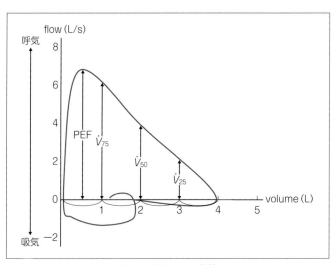

フローボリューム曲線

2．スパイロメトリの評価

（1）％肺活量（％VC）

①予測肺活量と実測肺活量より求める.

$$\%VC = \frac{実測VC}{予測VC} \times 100$$

②評価：％VCの正常値は80％以上.

> 予測VCに必要な項目
> ①性別
> ②年齢
> ③身長

（2）一秒率（FEV$_{1.0}$％）

①一秒量（FEV$_{1.0}$）の努力肺活量（FVC）に対する割合を求める.

$$FEV_{1.0}\% = \frac{FEV_{1.0}}{FVC} \times 100$$

②評価：FEV$_{1.0}$％の正常値は70％以上.

3．換気機能障害パターンの判定

①％肺活量と一秒率の組み合わせにより，換気機能障害パターン判定を行う.

②％肺活量（％VC）と一秒率（FEV$_{1.0}$％）の重複した箇所が換気機能障害パターン部となる.

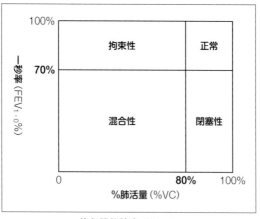

換気機能障害パターン

例① **%VC 80%, FEV_{1.0}% 70%**

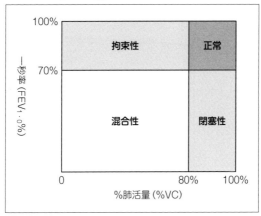

換気機能障害パターン：**正常**

例② **%VC 110%, FEV_{1.0}% 50%**

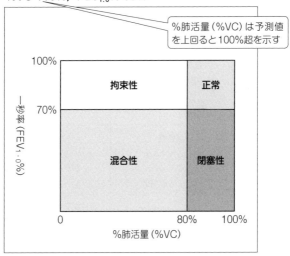

%肺活量（%VC）は予測値
を上回ると100%超を示す

換気機能障害パターン：**閉塞性**

例③ %VC 60%, FEV₁.₀% 80%

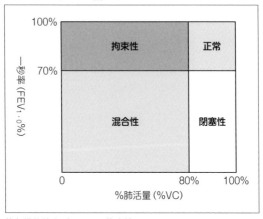

換気機能障害パターン：**拘束性**

4．換気機能障害パターンによる推定疾患

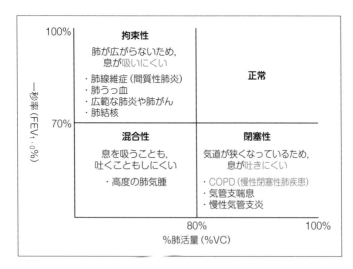

6 クロージングボリューム（CV）

①意義：
- 末梢気道病変検出（肺内ガスの不均等分布）.
- 早期の病態把握に有効.
- 喫煙者や軽度の気道病変患者で増大.

②測定法：
- レジデントガス法（単一窒素呼出曲線）が一般的.
- ボラス法.

③評価：
- 第Ⅰ相：解剖学的死腔.
- 第Ⅱ相：気道死腔部分と肺胞気ガスの混合部分.
- 第Ⅲ相：肺胞内ガス部分.
- 第Ⅳ相：クロージングボリューム．残存肺胞気ガス部分．傾きが大きいことは肺内ガスの不均等分布が大きいことを表している.

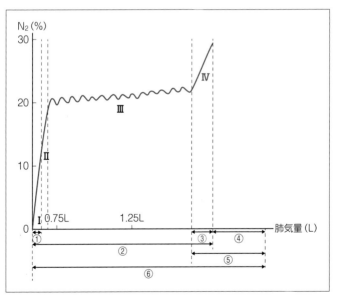

単一窒素呼出曲線（クロージングボリューム曲線）
①解剖学的死腔，②VC（肺活量），③CV（クロージングボリューム），④RV（残気量），⑤CC（クロージングキャパシティ．CV＋RV），⑥TLC（全肺気量）.

機能的残気量（FRC）〔残気量（RV）〕

①意義：残気量とは，最大呼出後も肺内に残存している気量のことで，スパイロメトリでは測定不可．

②測定法：通常，残気量は機能的残気量を測定し，予備呼気量を引いて求める．

a.　ガス希釈放：
- ・He（ヘリウム）を指示ガスとする閉鎖回路法で測定することが多い．
- ・酸素開放回路法．

b.　体プレチスモグラフ（ボディプレチスモグラフ）法．

③結果の解釈：

a.　生理的変動：
- ・男性＞女性（男性が約10%多い）．
- ・加齢：増加．

慢性閉塞性肺疾患（COPD）

COPDとは

①定義：完全には可逆的でない気流制限を特徴とする疾患．

②原因：有害な粒子やガスの吸入．喫煙が最も多い．

患者の特徴

①年齢：40歳以上．

②喫煙歴：有（長期間）．

③症状：慢性的な咳嗽と喀痰，進行性の労作時呼吸困難．

スパイロメトリ検査結果

①%肺活量（% VC）80%以上，一秒率（$FEV_{1.0}$%）70%未満：閉塞性換気障害．

・気管支拡張薬投与後も結果に変化なし．

・他の気流制限をきたす疾患を除外できる．

治療

①禁煙（喫煙が原因の場合）．

②在宅酸素療法（HOT）．

喫煙が原因の場合，禁煙を行うと疾病の進行を抑制できる．不可逆的疾患のため進行を抑えることはできるが，戻すことはできない．

慢性閉塞性肺疾患は患者数が年々増加しています．しっかり学習しておきましょう！

b. 疾患による変動:
- ・進行した肺気腫:増加. 残気率(RV/TLC)も増加.
- ・間質性肺炎:低下.

④残気率(RV/TLC):全肺気量(TLC)に対する残気量(RV)で表す.
残気率の正常値は年齢により異なる.
- ・若年者:20%前後.
- ・高齢者:30%前後(上がっても40%前後).

 # 8 肺コンプライアンス

静肺コンプライアンス(Cst)と動肺コンプライアンス(Cdyn)がある. 静肺コンプライアンス(Cst)が一般的.
①意義:胸郭や肺の弾性の指標(肺の膨らみやすさ).
②測定法:食道バルーンカテーテル法.
③結果の解釈:
a. 生理的変動:
- ・加齢:増加.
b. 疾患による変動:
- ・慢性閉塞性肺疾患(COPD):増加.
- ・肺線維症(間質性肺炎):低下.

 # 9 呼吸抵抗

①意義:
- ・気道, 肺組織, 胸郭の粘性抵抗(狭義の呼吸抵抗)の把握.
- ・気道, 肺組織, 胸郭の粘性抵抗+弾性抵抗+慣性抵抗(広義の呼吸抵抗)の把握.
②測定法:強制オシレーション法.

気道抵抗

①意義：空気の通りにくさを測定.
②測定法：体プレチスモグラフ法.
③結果の解釈（疾患による変動）：
・気道狭窄：増加.
・肺切除, 結核後遺症（肺実質の減少）：増加.
・肺気腫（肺の不均等分布）：増加.

気道過敏性検査

①意義：気管支喘息確定診断困難症例に有用.
②測定法：標準法およびアストグラフ法.

ピークフローメータ〔ピークフロー値（PEF）を含む〕

①目的：呼出時の最大流速を計測.
②対象：気管支喘息患者の自己管理目的.
③測定回数：1日2〜3回測定.
④評価：自己最良値と日内変動値がどれくらいか.

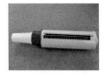

	ピークフロー値 （自己最良値比較）	対処
グリーンゾーン	80〜100%	良好
イエローゾーン	50〜79%	喘息症状有
レッドゾーン	50%未満	喘息発作有

⑤器具：電源不要.
⑥測定時：
・ノーズクリップ不要.
・最大吸気後, 一気に呼出（吹き矢のイメージ）.
・最後までの呼出不要.

セルフ・チェック

A 次の文章で正しいものに〇，誤っているものに×をつけよ．

	〇	×
1. 残気量とは安静呼気位において肺内などに残存する気量である．	☐	☐
2. スパイロメータにより得られた曲線をスパイログラムという．	☐	☐
3. 機能的残気量はスパイロメトリで得られる．	☐	☐
4. フローボリューム曲線により得られた肺活量は努力肺活量である．	☐	☐
5. フローボリューム曲線で得られるPEFは努力非依存である．	☐	☐
6. 肺活量の予測値に必要な項目は，年齢・性別・体重である．	☐	☐
7. %VC 85％・$FEV_{1.0}$％ 65％は拘束性換気障害である．	☐	☐
8. COPD（慢性閉塞性肺疾患）は閉塞性換気障害である．	☐	☐
9. クロージングボリュームは単一窒素呼出曲線で得られる第IV相を指す．	☐	☐
10. 肺コンプライアンスは加齢により低下する．	☐	☐
11. 気道可逆性検査は気管支喘息の有無を判断するのに有用である．	☐	☐
12. 気道抵抗は気道狭窄があると減少する．	☐	☐

A 1-×（残気量：最大呼出後も肺内に残る気量，機能的残気量：安静呼気位において肺内などに残存する気量），2-〇，3-×（得られない），4-〇，5-×（努力依存），6-×（年齢・性別・身長），7-×（閉塞性換気障害），8-〇，9-〇，10-×（増加），11-〇，12-×（気道狭窄があると増加する）

B

1. 測定について正しい組合せはどれか. 2つ選べ.
   - ☐ ① 動脈血ガス ――――― 強制オシレーション法
   - ☐ ② 呼吸機能 ――――――― スパイロメトリ
   - ☐ ③ 機能的残気量 ―――― 体プレチスモグラフ法
   - ☐ ④ 肺拡散能力 ――――― 食道バルーンカテーテル法
   - ☐ ⑤ 呼吸抵抗 ――――――― ボラス法

2. クロージングボリュームテストについて正しいのはどれか. 2つ選べ.
   - ☐ ① 一酸化炭素ガスを使用する.
   - ☐ ② レジデントガス法とボラス法がある.
   - ☐ ③ 肺内ガス分布の不均等性を示す.
   - ☐ ④ 末梢気道の異常を反映しない.
   - ☐ ⑤ 一気に努力呼出をする.

3. 機能的残気量の測定法はどれか. 2つ選べ.
   - ☐ ① 1回呼吸法による N_2 洗い出し法
   - ☐ ② He を指示ガスとする閉鎖回路法
   - ☐ ③ 食道バルーンカテーテル法
   - ☐ ④ 酸素開放回路法
   - ☐ ⑤ CO を指示ガスとする1回呼吸法

B 1-②と③(①動脈血ガスは電極法, ④肺拡散能力はCO 1回呼吸法, 肺コンプライアンスは食道バルーンカテーテル法, ⑤呼吸抵抗は強制オシレーション法, クロージングボリュームはボラス法), 2-②と③(①100%酸素ガス, ④早期に末梢気道病変を検出する, ⑤最大呼出後, ゆっくり吸入・呼出を行わせる), 3-②と④(①換気不均等分布検査(クロージングボリューム), ③肺コンプライアンス, ⑤肺拡散能力検査)

4．加齢により低下するのはどれか．2つ選べ．
- □ ① 残気量（RV）
- □ ② 肺活量（VC）
- □ ③ 静肺コンプライアンス（Cst）
- □ ④ 一秒率（$FEV_{1.0}$％）
- □ ⑤ 呼吸抵抗（Zrs）

5．気道抵抗の測定法はどれか．
- □ ① スパイロメトリ
- □ ② He を指示ガスとする閉鎖回路法
- □ ③ アストグラフ法
- □ ④ 体プレチスモグラフ法
- □ ⑤ 食道バルーンカテーテル法

B 　4-②と④（①，③，⑤は増加），5-④（①肺活量など，②機能的残気量，③気道過敏性検査，⑤肺コンプライアンスの測定法）

B 肺胞機能検査

学習の目標
□ 肺拡散能力（測定法，CO
　ガス濃度，結果の解釈）

 肺胞機能検査の臨床的意義

①肺胞内での分布．
②肺血流での分布．
③ガス交換．

 肺内ガス分布

①肺胞は，左右の肺に合わせて約5億個存在する．
②吸入された空気の肺内ガス分布は厳密には均等ではないが，均等
　と仮定し，そのガス分布の異常を検出する．

 肺拡散能力〔肺拡散能（D_{LCO}）を含む〕

①意義：肺から血中への酸素の取り込みやすさ（O_2拡散能）を評価．
②測定法：1回呼吸法．CO（一酸化炭素）を含む4種混合ガスを吸
　入し10秒間呼吸停止後，呼気を回収・解析．
・混合ガス＝0.3% CO＋10% He＋20% O_2＋69.7% N_2
・COはヘモグロビンとの親和性がO_2の約210倍と高い．
③評価：

$$\% D_{LCO} = \frac{実質 D_{LCO}}{予測 D_{LCO}} \times 100$$

・正常：80%以上．
④結果の解釈
　a. 生理的変動：
　　・加齢：低下．
　　・運動時：増加．

　　・臥位＞座位.
　　・高地居住者：増加.
　　・喫煙：低下.
　b.　疾患による変動：
　　・貧血：低下.
　　・間質性肺炎：低下.
　　・肺梗塞，肺動脈狭窄・閉塞：低下.
　　・肺気腫：低下.
　　・肺切除後：低下.

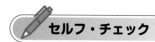

セルフ・チェック

A 次の文章で正しいものに○，誤っているものに×をつけよ．

○ ×

1. 肺拡散能（$D_{L_{CO}}$）の測定法には0.3% COを含む3種混合ガス吸入法が多く用いられる． □ □
2. 肺拡散能（$D_{L_{CO}}$）は加齢により低下する． □ □
3. 肺拡散能（$D_{L_{CO}}$）は貧血により増加する． □ □

B

1. 1回呼吸法による肺拡散能測定で用いられないガスはどれか．
   - □ ① 酸　素
   - □ ② 二酸化炭素
   - □ ③ 一酸化炭素
   - □ ④ ヘリウム
   - □ ⑤ 窒　素

2. 肺拡散能力（$D_{L_{CO}}$）が増加するのはどれか．2つ選べ．
   - □ ① 喫　煙
   - □ ② 加　齢
   - □ ③ 運動時
   - □ ④ 高地居住者
   - □ ⑤ 間質性肺炎

A 1-×（CO, He, O₂, N₂の4種混合ガス），2-○，3-×（低下）
B 1-②（0.3% CO, 10% He, 20% O₂, 残り（69.7%）N₂），2-③と④（①，②，⑤は低下）

C 呼気ガス分析

学習の目標

□ エネルギー代謝の上昇・低下

□ 呼気一酸化窒素濃度（FeNO）測定意義

1 呼気ガス分析

1．測定項目

①酸素摂取量（$\dot{V}_{O_2}$）：運動強度が増すと増加する．

②二酸化炭素排出量（$\dot{V}_{CO_2}$）：運動強度が増すと増加する．

③呼吸商（RQ）：運動強度が増すと増加する（6章 p.85 参照）．

④分時換気量（$\dot{V}_E$）：運動代謝測定目的．

2．エネルギー代謝

①熱エネルギー：体温維持などの生命活動（大半）．

②仕事エネルギー：運動．

③貯蔵エネルギー：脂質や糖質で体内貯蔵．

④基礎代謝量：生命維持に必要な最低エネルギー量．

基礎代謝量	上昇	低下
生理的変化	0〜3歳程度	20歳以降は漸減
	冬	夏
病的要因	甲状腺機能亢進症	甲状腺機能低下症
	Cushing病	
	発熱時	

3．呼気一酸化窒素濃度（FeNO）

①測定法：

・1回呼吸法（オンライン法）が一般的．サンプルバッグ法（オフライン法）．

②結果の解釈：

・上昇：気管支喘息（好酸球性気道炎症）．

・吸入ステロイド薬反応性予測．

・治療経過モニタリング．

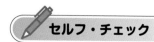
セルフ・チェック

A 次の文章で正しいものに○，誤っているものに×をつけよ．

	○	×
1. 酸素摂取量は運動強度と比例する．	□	□
2. 健常成人安静時の呼吸商は1程度である．	□	□
3. 基礎代謝は年齢とともに増加する．	□	□
4. 基礎代謝は夏より冬の方が高い．	□	□
5. 呼気一酸化窒素濃度（FeNO）の測定は気管支喘息の診断に有用である．	□	□

B

1．基礎代謝が上昇する原因はどれか．2つ選べ．
- □ ① 発　熱
- □ ② 加　齢
- □ ③ Cushing病
- □ ④ 寝たきり
- □ ⑤ 甲状腺機能低下症

2．呼気一酸化窒素濃度（FeNO）の測定法はどれか．
- □ ① 1回呼吸法
- □ ② 強制オシレーション法
- □ ③ 体プレチスモグラフ法
- □ ④ ガス希釈法
- □ ⑤ 食道バルーンカテーテル法

A 1-○，2-×（0.8），3-×（低下），4-○，5-○
B 1-①と③（②，④，⑤は低下），2-①（②呼吸抵抗，③機能的残気量，気道抵抗など，④機能的残気量，⑤肺コンプライアンスの測定法）

D　呼吸系運動負荷検査

::: 学習の目標 :::
- [ ] 呼吸困難の定義
- [ ] 呼吸困難の評価法
- [ ] 最大酸素摂取量と心拍数・血圧の関係

呼吸困難の評価法

①定義：

- 呼吸の際の主観的な不快感である．
- 発生のメカニズムは複雑で，生理的，心理的，環境的などさまざまな因子の相互作用により生じるため判断が困難である．

②評価：定量化する指標として以下の3種類が用いられる．

- VAS（visual analogue scale）

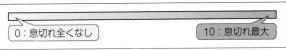

- Borg scale（ボルグ・スケール）
- modified Borg scale（修正ボルグ・スケール）

ボルグ・スケール		修正ボルグ・スケール	
6		0	なにも感じない
7	非常に楽である	0.5	非常に弱い
8		1	かなり弱い
9	かなり楽である	2	弱い
10		3	ちょうどよい
11	楽である	4	ややきつい
12		5	きつい
13	ややきつい	6	
14		7	かなりきつい
15	きつい	8	
16		9	
17	かなりきつい	10	非常にきつい
18			最大
19	非常にきつい		
20	もうだめ		

2 最大酸素摂取量と心拍数・血圧

①定義：

・呼気ガス分析により測定される酸素摂取量（$\dot{V}_{O_2}$）が，漸増負荷試験でそれ以上増加しなくなった酸素摂取量（$\dot{V}_{O_2}$）．

・漸増負荷試験において，心拍数（HR）・血圧も増加．

・心拍数（HR）と酸素摂取量（$\dot{V}_{O_2}$）はほぼ比例関係．

3 6分間歩行試験

①定義：運動耐容能の評価．

②方法：

・平坦な場所を6分間早歩きし，距離を計測する．

・運動前後にBorg scale（ボルグ・スケール）にて呼吸困難感を記録．

a. 真っすぐ進む（30m程度のスペースがなければ実施できない）．

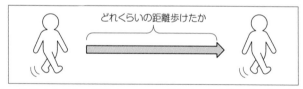

どれくらいの距離歩けたか

b. 往復する（30m程度のスペースがなくても実施できる）．方向転換時，患者の転倒に注意．

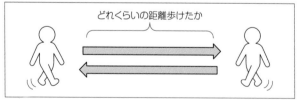

どれくらいの距離歩けたか

③特徴：

・簡単に実施できる（特別な器具不要）．

・自立歩行可能な患者であれば実施できる．

・Sp_{O_2}（経皮的動脈血酸素飽和度）を同時記録する場合もある．

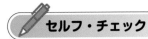

セルフ・チェック

A 次の文章で正しいものに○，誤っているものに×をつけよ．

	○	×
1. 呼吸困難は被検者を観察し，客観的に評価する．	□	□
2. 呼吸困難の評価法は3種類ある．	□	□
3. 心拍数（HR）と酸素摂取量（$\dot{V}_{O_2}$）はほぼ反比例関係にある．	□	□
4. 6分間歩行試験は坂道を上り下りする．	□	□
5. 6分間歩行試験は比較的簡単に実施できる．	□	□

B

1．呼吸困難の評価法として用いられるのはどれか．**2つ選べ**．
- □ ① Borg scale
- □ ② Japan Stroke Scale
- □ ③ Glasgow Coma Scale
- □ ④ visual analogue scale
- □ ⑤ Numerical Rating Scale

2．6分間歩行試験で評価するのはどれか．
- □ ① 速 さ
- □ ② 距 離
- □ ③ 歩 幅
- □ ④ 歩 数
- □ ⑤ やる気

A 1-×（被検者の主観的評価），2-○，3-×（比例），4-×（平坦な場所を歩く），5-○

B 1-①と④（②脳卒中重症度，③意識障害，⑤痛みの評価法），2-②

E 動脈血ガス分析

:::: 学習の目標 ::::
□ 検体の取り扱い
□ 動脈血ガス（基準範囲）
□ パルスオキシメータ（意義, 基準範囲）
::::::::::::::::::::::

 臨床的意義

①酸塩基平衡の評価.
②呼吸状態の評価.
③代謝状態の評価.

1. 指標

①pH
②動脈血酸素分圧（Pa_{O_2}）
③動脈血二酸化炭素分圧（Pa_{CO_2}）
④血漿重炭酸イオン濃度（HCO_3^-）

 検体の取り扱い

①血液ガス分析専用の採血器具セット使用が主流となっている.
②抗凝固剤はヘパリンが用いられる.
③血液ガス分析専用の採血器具セットには, 抗凝固剤としてヘパリンリチウムが使用されている（Ca^{2+}などの電解質が同時測定できるため）.

 測定上の留意点

①測定直前に注射器を十分回転し, 検体を混和させる.
②検体注入前に, 血液をガーゼなどに1〜2滴落とし捨てる.

血液ガス分析装置

①基本：pH，動脈血酸素分圧（Pa_{O_2}），動脈血二酸化炭素分圧（Pa_{CO_2}）同時測定.
・電極測定：コンピュータ計算により血漿重炭酸イオン濃度（HCO_3^-），base excess（BE），動脈血酸素飽和度（Sa_{O_2}）を算出.
②基本＋ヘモグロビン濃度.
③基本＋電解質，乳酸，クレアチニン，血糖.
④多機能型機種，小型機種，充電式機種など多様化している.

検査法〔動脈血酸素飽和度（Sa_{O_2}），動脈血酸素分圧（Pa_{O_2}），動脈血二酸化炭素分圧（Pa_{CO_2}），血漿重炭酸イオン濃度（HCO_3^-），base excess（BE），肺胞気-動脈血酸素分圧較差（A-aD_{O_2}）〕

測定項目	基準範囲
pH	7.35〜7.45
動脈血酸素飽和度（Sa_{O_2}）	96〜99％
動脈血酸素分圧（Pa_{O_2}）	80〜100mmHg（Torr）
動脈血二酸化炭素分圧（Pa_{CO_2}）	35〜45mmHg（Torr）
血漿重炭酸イオン濃度（HCO_3^-）	22〜26mEq/L
base excess（BE）	−2〜+2mEq/L
肺胞気-動脈血酸素分圧較差（A-aD_{O_2}）	10mmHg（Torr）以下

1．結果の見方
（1）呼吸をみる項目
①動脈血酸素分圧（Pa_{O_2}）
②動脈血二酸化炭素分圧（Pa_{CO_2}）
（2）肺の状態をみる項目
①肺胞気-動脈血酸素分圧較差（A-aD_{O_2}）
（3）酸塩基平衡をみる項目
①pH
②動脈血二酸化炭素分圧（Pa_{CO_2}）
③血漿重炭酸イオン濃度（HCO_3^-）

2．結果の解釈

（1）生理的変動

　①動脈血酸素分圧（Pa_{O_2}）：加齢により低下．

　②動脈血二酸化炭素分圧（Pa_{CO_2}），pH：年齢による変化なし．

　③臥位の方が座位より低値を示す．

（2）項目別

　①動脈血二酸化炭素分圧（Pa_{CO_2}）上昇：肺以外（神経や筋）が原因．

　②肺胞気-動脈血酸素分圧較差（A-aD_{O_2}）上昇：肺胞低換気（肺が原因）．

　③pH上昇：アルカローシス．

　　　　低下：アシドーシス．

　④Pa_{CO_2}上昇：低酸素血症．

・A-aD_{O_2}正常：肺胞低換気（肺以外が原因）．

・A-aD_{O_2}上昇：肺胞低換気（肺が原因）．

酸塩基平衡	Pa_{CO_2}（肺で調整）	HCO_3^-（腎で調整）
pH 酸性	上昇：呼吸性アシドーシス	低下：代謝性アシドーシス
pH アルカリ性	低下：呼吸性アルカローシス	上昇：代謝性アルカローシス

3．代償

　pHが傾くと，原因とは逆の物質を変動させることでpHを基準範囲に近づけるように働く仕組みのこと．

代償	Pa_{CO_2}（肺で調整）	HCO_3^-（腎で調整）
pH 酸性	上昇：呼吸性アシドーシス	➡ pHを戻そうとするため上昇
	pHを戻そうとするため低下	⬅ 低下：代謝性アシドーシス
pH アルカリ性	低下：呼吸性アルカローシス	➡ pHを戻そうとするため低下
	pHを戻そうとするため上昇	⬅ 上昇：代謝性アルカローシス

　①肺（呼吸）による代償は比較的早く現れるが，腎による代償は遅い．

　②代償によりpHを戻そうとするが，完全に戻ることはない．

6　パルスオキシメータ〔経皮的動脈血酸素飽和度（Sp_{O_2}）を含む〕

1．意義

①非観血的，リアルタイムで連続的に動脈血酸素飽和度と心拍数を計測．

②操作が簡単．

③手術中や集中治療室，救急外来でのモニタリング測定．

④病棟，外来，訪問看護での測定．

⑤睡眠時無呼吸症候群の検査時測定．

2．測定法

指先などにプローブを装着するだけで，値がすぐに表示される．

3．基準範囲

①97〜98％．

②70〜100％の範囲で正確（精度±2％）．

③酸素解離曲線より，Sp_{O_2} 90％はPa_{O_2} 60 mmHg（Torr），Sp_{O_2} 88％はPa_{O_2} 55 mmHg（Torr）に相当．

4．結果の解釈

低下は血中酸素不足．

（1）低下する疾患

①気管支喘息発作時（重症）．

②呼吸不全．

③多量出血．

④睡眠時無呼吸症候群．

⑤重度の喫煙者．

（2）測定誤差の原因

①一酸化炭素中毒．

②メトヘモグロビン血症．

③末梢循環障害．

④不整脈．

⑤マニキュア．

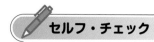

セルフ・チェック

A　次の文章で正しいものに○，誤っているものに×をつけよ．

	○	×
1. 動脈血ガス分析の際，抗凝固剤は EDTA-2Na を用いる．	□	□
2. 血液ガス分析専用の採血器具セットが販売されている．	□	□
3. 血液重炭酸イオン濃度（HCO_3^-）は動脈血ガス測定後計算により求める．	□	□
4. pH7.30 はアシドーシスである．	□	□
5. 代償は pH を正常に近づけるための反応システムである．	□	□
6. パルスオキシメータで測定した動脈血酸素飽和度は経皮的動脈血酸素飽和度（Sp_{O_2}）となる．	□	□
7. 経皮的動脈血酸素飽和度（Sp_{O_2}）測定は侵襲性が高い．	□	□
8. パルスオキシメータによる経皮的動脈血酸素飽和度（Sp_{O_2}）の基準範囲は 97～98％である．	□	□
9. 経皮的動脈血酸素飽和度（Sp_{O_2}）が低下している場合は呼吸不全が考えられる．	□	□
10. 経皮的動脈血酸素飽和度（Sp_{O_2}）測定時はマニキュアを取る必要はない．	□	□

B

1．血液ガス分析装置で実測されるのはどれか．2つ選べ．
- □ ① pH
- □ ② Sa_{O_2}
- □ ③ HCO_3^-
- □ ④ Pa_{CO_2}
- □ ⑤ base excess

A　1-×（ヘパリン），2-○，3-○，4-○，5-○，6-○，7-×（低い．非観血的である），8-○，9-○，10-×（必要がある）

B　1-①と④（実測できるのは pH，動脈血酸素分圧（Pa_{O_2}），動脈血二酸化炭素分圧（Pa_{CO_2}）．②，③，⑤は計算により求める）

2．動脈血ガス分析について誤っているのはどれか．
- ☐ ① 測定には電極法が用いられる．
- ☐ ② 電解質同時測定の場合，抗凝固剤はヘパリンリチウムが用いられる．
- ☐ ③ 酸素分圧は加齢により低下する．
- ☐ ④ 二酸化炭素分圧は肺胞低換気で上昇する．
- ☐ ⑤ 酸素分圧は貧血で低下する．

3．正常範囲にあるのはどれか．
- ☐ ① 動脈血pH ——————————— 7.25
- ☐ ② 動脈血酸素分圧 ——————————— 60 mmHg
- ☐ ③ 動脈血二酸化炭素分圧 ——————— 20 mmHg
- ☐ ④ 肺胞気-動脈血酸素分圧較差 ————— 10 mmHg
- ☐ ⑤ 動脈血酸素飽和度 ———————————— 80％

4．パルスオキシメータについて正しいのはどれか．2つ選べ．
- ☐ ① 睡眠時無呼吸症候群の検査に用いられる．
- ☐ ② Sp_{O_2} で50〜100％の範囲で精度が保たれる．
- ☐ ③ Sp_{O_2} 90％は Pa_{O_2} 90 mmHgに相当する．
- ☐ ④ ショック時のモニターとして有用である．
- ☐ ⑤ マニキュアは測定時に取る必要がある．

5．血液ガス測定で下記の結果が得られた．
pH 7.20, Pa_{CO_2} 50 mmHg, $HCO_3{}^-$ 23 mEq/L.
考えられるのはどれか．
- ☐ ① 急性呼吸性アシドーシス
- ☐ ② 急性代謝性アシドーシス
- ☐ ③ 急性呼吸性アルカローシス
- ☐ ④ 急性代謝性アルカローシス
- ☐ ⑤ 慢性代謝性アルカローシス

B 2-⑤（貧血は関係なし），3-④（基準範囲は①7.35〜7.45，②80〜100 mmHg，③35〜45 mmHg，⑤96〜99％），4-①と⑤（②70〜100％の範囲，±2％程度，③Sp_{O_2}90％はPa_{O_2}60 mmHgに相当，④有用ではない），5-①

F　睡眠呼吸検査

・学習の目標
□ 検査適応疾患　　　　　　　□ 検査法

1 終夜睡眠ポリグラフィ（PSG）

1．臨床的意義
①睡眠時無呼吸症候群（SAS，p.123参照）に代表される睡眠呼吸障害の検査法.

②睡眠中の生体活動について複数の項目を測定することで検査を行う.

2．睡眠の判定（①〜③）
①脳波（EEG）

②眼電図（EOG）

③頤 筋筋電図（EMG）

・①〜③を用いて睡眠ステージの判定を行う.

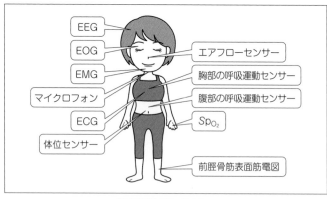

終夜睡眠ポリグラフィ

3．無（低）呼吸の判定（④，⑤）

④鼻・口に気流センサー（エアフローセンサー）

⑤胸部・腹部に呼吸運動センサー

・④，⑤を用いて無呼吸の種類（閉塞性，中枢性，混合性）の分類を行う．

4．その他（⑥～⑩）

⑥心電図（ECG）

⑦経皮的動脈血酸素飽和度（Sp_{O_2}）（パルスオキシメータにて測定）

⑧いびき音（マイクロフォン）

⑨体位判定（体位センサー）

⑩前脛骨筋表面筋電図（周期性下肢運動検出）

G　呼吸機能検査異常

> **学習の目標**
> □ 各疾患の肺の状態把握
> □ 検査所見
> □ 慢性閉塞性肺疾患（COPD）
> 　の主な原因
> □ 睡眠時無呼吸症候群（SAS）
> 　（定義，種類，症状，治療）

 ## 気管支喘息：閉塞性換気障害

1．定義

①アレルギーなどにより発症する可逆性の気流閉塞疾患．気道閉塞により呼気時に喘鳴が確認される．

②非発作時は健常人同様．

 ## 慢性閉塞性肺疾患（COPD）：閉塞性換気障害

1．定義

①完全には可逆性でない気流制限を特徴とする疾患．

②原因：長期間にわたる喫煙が最も多い．

③患者の特徴：40歳以上，長期間喫煙，慢性咳嗽，労作時呼吸困難．

間質性肺炎（肺線維症を含む）：拘束性換気障害

1．定義

①肺間質の炎症性疾患の総称．肺が硬くなり（広がらず）息が吸いにくい状態となる．

②肺間質の線維化が進行すると肺線維症となる（線維化は肺底部より進行）．

疾患		%肺活量 (%VC)	一秒率 (FEV$_{1.0}$%)	残気量 (RV)
間質性肺炎		低下	正常	低下
慢性閉塞性肺疾患（COPD）		正常	低下	増加
気管支喘息	発作時	正常	低下	増加
	非発作時		正常	正常

呼吸不全

1．定義

①肺ガス交換機能が生体要求に応じられなくなった状態．

②慢性呼吸器疾患にみられる．

呼吸不全	Pa$_{O_2}$	Pa$_{CO_2}$	疾患
Ⅰ型	60mmHg以下	45mmHg未満	重症肺炎
			肺水腫
			間質性肺炎
			肺血栓塞栓症
Ⅱ型		45mmHg以上	上気道閉塞
			気管支喘息重症発作時
			慢性閉塞性肺疾患（COPD）

5 睡眠時無呼吸症候群（SAS）

1．定義

①睡眠中に呼吸が停止する疾患：10秒以上の呼吸停止が1時間に5回以上出現，かつ以下の症状を伴うもの.

症状	徴候
いびき	肥満
起床時の頭痛	高血圧
熟睡感がない	不整脈
日中の眠気	浮腫
夜間頻尿	糖尿病

②軽症：5〜15回/時間，中等症：15〜30回/時間，重症：30回以上/時間.

③閉塞性（OSAS）：気流停止中も呼吸努力が持続. 上気道の閉塞による. 最も多いパターン.

④中枢性（CSAS）：気流と呼吸努力が同時に停止. 脳の障害により呼吸指令が出せない.

⑤混合性：1回の無呼吸のなかで中枢性から閉塞性へ移行するもの.

⑥状態把握には簡易睡眠ポリグラフィ検査が用いられるが，詳細な把握には終夜睡眠ポリグラフィ（PSG）検査が必要となる.

⑦日中には呼吸停止が起こらないため，スパイロメトリ検査では検出できない.

2．治療

①1時間に20回以上出現すると対象となり，保険が適用される.

②持続陽圧呼吸療法（CPAP），口腔内装置（OA），減量，側臥位睡眠など.

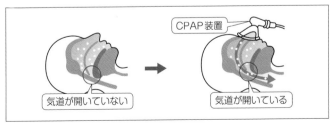

持続陽圧呼吸療法（CPAP）

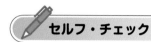
セルフ・チェック

A 次の文章で正しいものに○，誤っているものに×をつけよ．

	○	×
1. 終夜睡眠ポリグラフィ（PSG）検査は過呼吸の検査に有用である．	□	□
2. 終夜睡眠ポリグラフィ（PSG）検査では脳波，眼電図，頤筋筋電図を同時に測定し睡眠を評価する．	□	□
3. 気管支喘息発作時は息を吸うことが困難になる．	□	□
4. 慢性閉塞性肺疾患（COPD）は進行性の労作時呼吸困難が主訴としてある．	□	□
5. 間質性肺炎は閉塞性換気障害に分類される．	□	□
6. 閉塞性換気障害では一秒率の低下がみられる．	□	□
7. 呼吸不全は動脈血酸素分圧（Pa_{O_2}）45 mmHg 以下が特徴的である．	□	□
8. 睡眠時無呼吸症候群（SAS）では日中の眠気が顕著に現れる．	□	□
9. 睡眠時無呼吸症候群（SAS）では閉塞性が中枢性より多い．	□	□
10. 睡眠時無呼吸症候群（SAS）の治療に持続陽圧呼吸療法（CPAP）は有用である．	□	□

B

1．睡眠時無呼吸症候群（SAS）について正しいのはどれか．
- □ ① 低血圧の人が多い．
- □ ② やせ型の人が多い．
- □ ③ 閉塞性よりも中枢性が多い．
- □ ④ 検査に CPAP が用いられる．
- □ ⑤ 睡眠時のパルスオキシメータ検査はスクリーニングに有用である．

A 1-×（睡眠時無呼吸症候群），2-○，3-×（吐くことが困難になる），4-○（7章 A コラムも参照），5-×（拘束性換気障害），6-○（7章 A を参照），7-×（60 mmHg 以下），8-○，9-○，10-○
B 1-⑤（①高血圧の人が多い，②肥満型の人が多い，③閉塞性が多い，④検査ではなく治療に用いられる）

2. 慢性閉塞性肺疾患（COPD）発症の原因として最も多いのはどれか．

- ☐ ① 喫　煙
- ☐ ② 激しい運動
- ☐ ③ アスベスト吸引
- ☐ ④ アルコール多飲
- ☐ ⑤ 睡眠時無呼吸症候群（SAS）

3. 一秒率（$FEV_{1.0}$%）が**低下しない**のはどれか．

- ☐ ① 肺気腫
- ☐ ② 間質性肺炎
- ☐ ③ 上気道狭窄
- ☐ ④ 気管支喘息
- ☐ ⑤ 慢性閉塞性肺疾患（COPD）

4. II型呼吸不全を示すのはどれか．

- ☐ ① 肺水腫
- ☐ ② 重症肺炎
- ☐ ③ 間質性肺炎
- ☐ ④ 肺血栓塞栓症
- ☐ ⑤ 慢性閉塞性肺疾患（COPD）

5. 睡眠時無呼吸症候群（SAS）患者に**みられない**のはどれか．

- ☐ ① いびき
- ☐ ② 夜間頻尿
- ☐ ③ 日中の眠気
- ☐ ④ 起床時の頭痛
- ☐ ⑤ スッキリした目覚め

B 2-①（②～⑤は無関係），3-②（気道は狭くならないので不変である），4-⑤（①～④はⅠ型呼吸不全を示す），5-⑤（十分な睡眠がとれていないので熟睡感が得られにくい）

8 神経系検査の基礎

A 神経

学習の目標

☐ ニューロンとグリア細胞 ☐ 興奮の伝導と伝達
☐ 静止膜電位と活動電位 ☐ 興奮性シナプス後電位と
　　　　　　　　　　　　　　抑制性シナプス後電位

 ニューロン（神経細胞）

　神経組織内にあり，細胞体，樹状突起，軸索で構成．電気的興奮性を有する．神経系の特徴を担う細胞である．

 グリア細胞（神経膠細胞）

①神経組織内にある．一般にニューロンよりも小さく，数がきわめて多い．分裂し増殖できる．
②アストロサイト（星状膠細胞）：ニューロンの支持と血液-脳関門（BBB）に関与．
③オリゴデンドロサイト（希突起膠細胞）：中枢神経でのニューロンの髄鞘形成．
④ミクログリア（小膠細胞）：異物または老廃物の貪食．

 静止膜電位と活動電位の発現機序

①ニューロンの静止膜電位：およそ $-70\,mV$．細胞膜の内面はマイナスに，外面はプラスに帯電．
②ニューロンの活動電位：およそ $+30\,mV$．
③活動電位の発現：ニューロンの細胞膜に興奮が伝わると，膜電位が上昇し，閾値を超えると一気に脱分極する〔ナトリウムチャネルが開き大量のナトリウムイオン（Na^+）が細胞内に流入する〕．脱分極は一過性ですぐに再分極が起き，静止膜電位に戻る〔カリ

ウムチャネルが開き細胞内のカリウムイオン（K$^+$）が細胞外に流出する〕．

④活動電位は全か無かの法則に従う：活動電位は閾値より小さい刺激強度では発現せず，刺激強度が閾値を超えたときに発現する．閾値を大きく上回る刺激強度を与えても活動電位の大きさは変わらない．

 ## 興奮の伝導

ニューロン群は神経インパルス（電気的興奮）を介して互いに情報を交換しあう．

①伝導：興奮が軸索の一方から他方に伝わる様式．

②跳躍伝導：有髄神経．ランヴィエの絞輪間を伝導する．

③逐次伝導：無髄神経または筋線維．

 ## 興奮の伝達

①シナプス：ニューロンとニューロンの接合部にある．シナプス前ニューロンとシナプス後ニューロンは接触せず，シナプス間隙を形成する．シナプス前ニューロンの軸索末端のシナプス小胞から神経伝達物質が放出される．

②伝達：シナプスにおける神経伝達物質を介し，一方向性に情報伝達を行う．

③興奮性神経伝達物質：アセチルコリン，ノルアドレナリン，ドパミン，セロトニン，グルタミン酸，アスパラギン酸など．

④興奮性シナプス後電位（EPSP）：興奮性神経伝達物質によってシナプス後ニューロンに発現する電位．EPSPが加重され閾値に達すると活動電位が発現する．

⑤抑制性神経伝達物質：γ-アミノ酪酸（GABA），グリシンなど．

⑥抑制性シナプス後電位（IPSP）：抑制性神経伝達物質によってシナプス後ニューロンに発現する電位．静止膜電位が過分極になる．

セルフ・チェック

A 次の文章で正しいものに○，誤っているものに×をつけよ．

	○	×
1. ニューロンの機能は電気的興奮の伝導と伝達である．	□	□
2. 脳内ではグリア細胞よりニューロンの方が数が多い．	□	□
3. アストロサイトは血液-脳関門（BBB）を形成する．	□	□
4. 中枢神経においてオリゴデンドロサイトは髄鞘を形成する．	□	□
5. ニューロンの静止膜電位はおよそ70mVである．	□	□
6. 活動電位は膜電位の遷延性変化である．	□	□
7. 膜電位が閾値を超えると大量のK⁺が細胞内に流入する．	□	□
8. 再分極は細胞内のK⁺が細胞外に流出することで起こる．	□	□
9. 活動電位は全か無かの法則に従う．	□	□
10. ニューロンの細胞体で発生した興奮は軸索を伝導する．	□	□
11. 有髄神経において興奮はランヴィエの絞輪間を跳躍伝導する．	□	□
12. シナプス前ニューロンの軸索末端のシナプス小胞から神経伝達物質が放出される．	□	□
13. シナプスは両方向性に興奮が伝達する．	□	□
14. ドパミンは興奮性神経伝達物質である．	□	□
15. アセチルコリンは興奮性神経伝達物質である．	□	□
16. GABAは興奮性神経伝達物質である．	□	□
17. 興奮性シナプス後電位が加重され閾値を超えると活動電位が発現する．	□	□

A 1-○，2-×（グリア細胞の数はニューロンをはるかに上回る），3-○，4-○，5-×（−70mV），6-×（一過性変化），7-×（Na⁺），8-○，9-○，10-○，11-○，12-○，13-×（一方向性），14-○，15-○，16-×（抑制性神経伝達物質），17-○

B

1. 脳を構成する情報伝達に特化した細胞はどれか.
   - ☐ ① アストロサイト
   - ☐ ② オリゴデンドロサイト
   - ☐ ③ 上衣細胞
   - ☐ ④ ニューロン
   - ☐ ⑤ ミクログリア

2. 血液-脳関門(BBB)に関与するのはどれか.
   - ☐ ① アストロサイト
   - ☐ ② オリゴデンドロサイト
   - ☐ ③ 上衣細胞
   - ☐ ④ ニューロン
   - ☐ ⑤ ミクログリア

3. 活動電位の始まりに神経細胞内に大量に流入するのはどれか.
   - ☐ ① Ca^{2+}
   - ☐ ② Cl^+
   - ☐ ③ HCO_3^-
   - ☐ ④ K^+
   - ☐ ⑤ Na^+

4. 抑制性神経伝達物質はどれか.
   - ☐ ① アセチルコリン
   - ☐ ② γ-アミノ酪酸(GABA)
   - ☐ ③ グルタミン酸
   - ☐ ④ セロトニン
   - ☐ ⑤ ドパミン

B 1-④, 2-①(アストロサイトはニューロンの支持のほか, 微小血管内皮細胞などと連携して血液-脳関門(BBB)を構成する), 3-⑤(ニューロン(神経細胞)は他のニューロンからの神経伝達物質(興奮性)を受けると, 膜電位がプラスに動く. それらの加重により膜電位が閾値を超えると, K^+チャネルが閉じ, Na^+チャネルが開いて大量のNa^+が膜内に流入することで活動電位(神経インパルス)が発生する), 4-②(抑制性シナプスのシナプス前ニューロンから放出される抑制性神経伝達物質はγ-アミノ酪酸(GABA), グリシンなどである)

B　末梢神経

学習の目標

☐ 神経の種類と機能　　　　　☐ 交感神経と副交感神経
☐ ベル・マジャンディの法
　則

 体性神経

①末梢神経系：体性神経系と自律神経系に大別.
②体性神経：感覚ニューロンと運動ニューロン.
③感覚ニューロン：体性感覚と特殊感覚.
④運動ニューロン：錐体路と錐体外路.

 脊髄神経

①脊髄神経：31対. 内訳は頸神経8対, 胸神経12対, 腰神経5対,
　仙骨神経5対, 尾骨神経1対.
②ベル・マジャンディの法則：脊髄の前根は運動ニューロン（遠心
　性神経線維）. 後根は感覚ニューロン（求心性神経線維）.
③神経叢：隣接した脊髄神経がつくる網状構造. 頸神経叢, 腕神経
　叢, 腰神経叢, 仙骨神経叢.
④肋間神経：胸神経の前枝は神経叢を形成しない.
⑤上肢の代表的な末梢神経：正中神経, 尺骨神経, 橈骨神経.
⑥下肢の代表的な末梢神経：脛骨神経, 腓骨神経, 腓腹神経.

脳神経の種類

脳神経は12対.

番号	名称	構成
I	嗅神経	感覚神経:嗅覚
II	視神経	感覚神経:視覚
III	動眼神経	運動神経:眼球運動(上・下・内側・斜め),眼瞼上げ
IV	滑車神経	運動神経:眼球運動(斜め)
V	三叉神経	運動神経:咬筋の運動,感覚神経:顔面・口腔内感覚
VI	外転神経	運動神経:眼球運動〔外側(横目)〕
VII	顔面神経	運動神経:顔面筋・アブミ骨筋の運動,感覚神経:舌の知覚
VIII	内耳神経	感覚神経:蝸牛神経(聴覚)・前庭神経(平衡感覚)
IX	舌咽神経	運動神経:喉頭筋の運動,感覚神経:舌の知覚
X	迷走神経	運動神経:内臓・声帯の運動,感覚神経:内臓感覚
XI	副神経	運動神経:胸鎖乳突筋(頸部)・僧帽筋(肩部)の運動
XII	舌下神経	運動神経:舌の運動

覚え方の例:嗅いでみる動く車の三の外顔耳のどに迷う副舌.

 自律神経

①自律神経系:平滑筋,心筋,分泌腺を調節する.最高中枢は視床下部である.ストレスに伴い活動が増強する交感神経と,リラックスに伴い活動が増強する副交感神経に大別される.

②交感神経:神経伝達物質は節前ニューロンがアセチルコリン,節後ニューロンがノルアドレナリンである.

・例外:汗腺を支配する交感神経の神経伝達物質は,節前ニューロン,節後ニューロンともにアセチルコリンである.

③副交感神経:神経伝達物質は節前ニューロン,節後ニューロンともにアセチルコリンである.

交感神経と副交感神経

交感神経	効果器	副交感神経
散瞳	瞳孔	縮瞳
増加	心拍数	減少
収縮(血圧上昇)	末梢血管	弛緩(血圧降下)
拡張	気管支	収縮
分泌抑制	唾液腺	分泌亢進
分泌抑制	胃腸腺	分泌亢進
運動抑制	胃と腸	運動促進
筋弛緩(蓄尿)	膀胱	筋収縮(排尿)

5 自律神経の検査

　ヘッドアップ・チルト試験，起立試験，24時間血圧・心拍数測定，血圧変動のスペクトル解析，心電図R-R間隔検査，起立時超早期脈拍変動，マイクロニューログラフィ（微小神経電図法），カテコールアミンと代謝産物計測，交感神経性皮膚反応・交感神経性発汗反応，氷水浸漬試験，冷水負荷サーモグラフィ，性機能検査，胃電図検査，睡眠ポリグラフィ検査など，さまざまな検査がある．

神経系検査の学習ポイント

脳波（EEG）検査，ABR検査，SEP検査，VEP検査，事象関連電位検査，脳磁図（MEG）検査，光トポグラフィ検査，針筋電図検査，神経伝導検査（NCS），H反射，反復神経刺激検査，経頭蓋磁気刺激（TMS）検査などが，理解しておくべき神経系検査です．これらを修得するために，脳，神経，筋にかかわる解剖生理学のリテラシー，安全な神経系検査を実施できる知識と技術の獲得に加え，検査によって得られた記録波形や画像の所見がわかることが学習目標としてあげられます．

国家試験については脳波検査（時に波形判読含む），ABR検査，針筋電図検査，神経伝導検査（時に波形判読含む）が毎年よく出題されています．

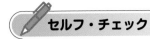

セルフ・チェック

A 次の文章で正しいものに○，誤っているものに×をつけよ．

	○	×
1. 脊髄神経は31対ある．	□	□
2. 頸椎は7つ，頸神経は7対である．	□	□
3. 運動神経は脊髄の前根から出る．	□	□
4. 感覚神経は後根から脊髄に入る．	□	□
5. 脳神経は10対ある．	□	□
6. 視神経には運動神経は含まれない．	□	□
7. 三叉神経には運動神経と感覚神経の両方が含まれる．	□	□
8. 外転神経は平衡感覚に関与する．	□	□
9. 交感神経の節前ニューロンの神経伝達物質はセロトニンである．	□	□
10. 交感神経が優位になると瞳孔が散大する．	□	□
11. 副交感神経が優位になると心拍数が増加する．	□	□
12. 交感神経が優位になると血圧が上昇する．	□	□
13. 交感神経が優位になると胃液の分泌が抑制される．	□	□
14. 交感神経が優位になると消化管の運動が抑制される．	□	□
15. 心電図R-R間隔検査は自律神経検査の一つである．	□	□

B

1. 脊髄神経について，感覚神経は脊髄の後根から入り，運動神経は脊髄の前根から出るという原則はどれか．

□ ① ジュールの法則
□ ② フレミングの法則
□ ③ ベルヌーイの定理
□ ④ ボイル・シャルルの法則
□ ⑤ ベル・マジャンディの法則

A 1-○，2-×（頸椎は7つ，頸神経は8対），3-○，4-○，5-×（12対），6-○，7-○，8-×（平衡感覚は内耳神経（第Ⅷ神経）），9-×（アセチルコリン），10-○，11-×（減少），12-○，13-○，14-○，15-○

B 1-⑤（ベル・マジャンディの法則とは，脊髄において後根は感覚神経（求心性神経線維），前根は運動神経（遠心性神経線維）であるという法則）

2．眼球運動に関与するのはどれか．**2つ選べ**．
- ☐ ① 視神経
- ☐ ② 顔面神経
- ☐ ③ 滑車神経
- ☐ ④ 三叉神経
- ☐ ⑤ 外転神経

3．嚥下反射に関与するのはどれか．
- ☐ ① 視神経
- ☐ ② 動眼神経
- ☐ ③ 滑車神経
- ☐ ④ 副神経
- ☐ ⑤ 舌咽神経

4．交感神経が優位なのはどれか．**2つ選べ**．
- ☐ ① 心拍数低下
- ☐ ② 散　瞳
- ☐ ③ 唾液腺分泌亢進
- ☐ ④ 末梢血管収縮
- ☐ ⑤ 消化管の運動亢進

5．自律神経の節前ニューロンの終末から放出される神経伝達物質はどれか．
- ☐ ① アセチルコリン
- ☐ ② ドパミン
- ☐ ③ セロトニン
- ☐ ④ グルタミン酸
- ☐ ⑤ γ-アミノ酪酸

B　2-③と⑤（眼球運動に関与する脳神経は動眼神経（第Ⅲ神経），滑車神経（第Ⅳ神経），外転神経（第Ⅵ神経）である），3-⑤（嚥下反射は三叉神経，舌咽神経，迷走神経の求心性入力によって起こる反射である），4-②と④（交感神経が優位になると，心拍数上昇，瞳孔散大（散瞳），血圧上昇，消化液の分泌低下，消化管の運動低下，発汗量増大，表在血管収縮，排尿抑制などが起こる），5-①

C 中枢神経

学習の目標

☐ 大脳皮質の機能局在　　　☐ 脳幹網様体と意識
☐ 海馬と記憶　　　　　　　☐ 延髄の働き
☐ 視床下部の働き

大脳

①基本的な働き：感覚機能，運動機能，統合機能．
②高次脳機能：認知（知覚，記憶，思考，判断など），情動，精神，注意，ほか．

大脳皮質の機能局在

①前頭葉：体性運動中枢（中心前回），運動前野，前頭前野，運動性言語中枢（ブローカ中枢）．
②頭頂葉：体性感覚中枢（中心後回），味覚野．
③後頭葉：視覚中枢，視覚連合野．
④側頭葉：聴覚中枢，聴覚連合野，感覚性言語中枢（ウェルニッケ中枢）．
⑤島：外側溝の奥．

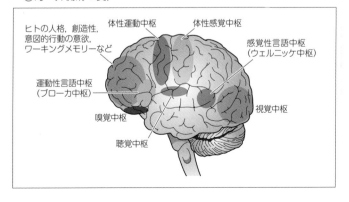

ヒトの人格，創造性，意図的行動の意欲，ワーキングメモリーなど
体性運動中枢
体性感覚中枢
感覚性言語中枢（ウェルニッケ中枢）
運動性言語中枢（ブローカ中枢）
嗅覚中枢
聴覚中枢
視覚中枢

⑥大脳基底核：線条体，淡蒼球，視床下核，黒質．大脳基底核の障害により不随意運動（振戦など）が発現する．

⑦大脳辺縁系：喜怒哀楽などの情動に関与（特に扁桃体）．大脳の種々の部分とともに記憶に関与する．

・側坐核：γ-アミノ酪酸（GABA）の産生．

・海馬：記憶や空間認知と関係．

・海馬硬化症（内側側頭葉てんかん）：てんかんの外科的治療の適応となる場合がある疾病．

間脳

①視床：感覚ニューロンの中継核，小脳・大脳基底核の情報を大脳の運動野に中継．意識維持．

②視床下部：自律神経の制御（最高中枢），内分泌の制御（最高中枢）とホルモン分泌，情動中枢（大脳辺縁系と連携），食中枢（摂食中枢，満腹中枢，飲水中枢），体温調節中枢，概日リズム中枢，睡眠中枢（視索前野），性行動中枢など．

③松果体：メラトニン分泌．

脳幹の働き

①脳幹：中脳，橋，延髄からなる．体性感覚路および体性運動路の伝導路．脳幹の背側にびまん性に脳幹網様体がある．

②脳幹網様体：ニューロンの細胞体と神経線維がなす網目状構造．意識に関与．

③中脳：黒質，赤核，動眼神経核，内側毛帯などの構造体をもつ．前面に大脳脚，背面に四丘体（上丘・下丘）．下丘は聴覚神経路の中継核．驚愕反射中枢．

④橋：小脳の前方に位置．三叉神経，外転神経，顔面神経，内耳神経の核．橋呼吸中枢（無呼吸，吸気量や呼吸数）．

⑤延髄：心臓血管中枢，延髄呼吸中枢（吸気中枢，呼気中枢），嚥下中枢，嘔吐中枢，咳嗽中枢，しゃっくりやくしゃみの中枢．固有感覚・振動覚などの中継核．内耳神経，舌咽神経，迷走神経，副神経，舌下神経の核．

脳幹網様体賦活系

①上行性脳幹網様体賦活系(RAS):感覚ニューロンの興奮を脳幹網様体が受け,それが視床非特殊核,汎性視床皮質投射系へと伝わり,大脳皮質全体を活性化することで覚醒状態を形成する.

②RASの不活性化:睡眠を惹起.

 小脳の働き

①小脳の機能:大脳の運動指令と実際の運動を調整するとともに,複雑な運動を滑らかに協調させる.

②小脳失調症:運動失調,平衡障害,酩酊歩行または失調歩行,構語障害,眼振など.

 脊髄の働き

①脊髄白質:体性感覚路および運動感覚路の伝導路.

②反射:膝蓋腱反射,アキレス腱反射など.

 膝蓋腱反射

①膝蓋腱反射:ハンマーで膝蓋腱を軽く叩くと,反射的に下腿が前方へ伸展する現象.

②メカニズム:ハンマーで膝蓋腱を軽く叩く→大腿四頭筋内の筋紡錘(感覚受容器)が興奮→神経インパルスが感覚ニューロン(group Ia線維)を上行し脊髄後根から脊髄に入る,感覚ニューロンの一部が反射弓を形成し脊髄前角細胞を興奮させる(単シナプス反射)→運動ニューロン(α運動ニューロン)を下行し大腿四頭筋を収縮させる→反射的に下腿が前方へ伸展する.

③単シナプス反射:反射弓が1つのシナプスで構成される.

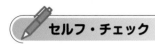

セルフ・チェック

A 次の文章で正しいものに○，誤っているものに×をつけよ．

	○	×
1. 前頭葉の中心前回に体性運動中枢がある．	☐	☐
2. 頭頂葉の中心後回に体性感覚中枢がある．	☐	☐
3. 後頭葉に聴覚中枢がある．	☐	☐
4. 側頭葉に視覚中枢がある．	☐	☐
5. 前頭葉に運動性言語中枢がある．	☐	☐
6. 大脳基底核の障害により不随意運動が発現する．	☐	☐
7. 海馬は記憶に関与する．	☐	☐
8. 海馬硬化症はてんかんの外科的治療の適応になる場合がある．	☐	☐
9. 視床は運動ニューロンの中継核である．	☐	☐
10. 視索前野に睡眠中枢がある．	☐	☐
11. 上行性脳幹網様体賦活系は意識の保持に関与する．	☐	☐
12. 橋には黒質，赤核，動眼神経核などがある．	☐	☐
13. 中脳の下丘は視覚神経路の一つである．	☐	☐
14. 呼吸中枢は延髄から橋に分布する．	☐	☐
15. 小脳はさまざまな運動をスムーズに協調させる働きがある．	☐	☐
16. 膝蓋腱反射は多シナプス反射である．	☐	☐

A 1-○，2-○，3-×（側頭葉），4-×（後頭葉），5-○，6-○，7-○，8-○，9-×（感覚ニューロン），10-○，11-○，12-×（中脳にある），13-×（聴覚神経路），14-○，15-○，16-×（単シナプス反射）

B

1．体性感覚中枢があるのはどれか．
- [ ] ① 海馬傍回
- [ ] ② 角　回
- [ ] ③ 帯状回
- [ ] ④ 中心前回
- [ ] ⑤ 中心後回

2．視覚中枢があるのはどれか．
- [ ] ① 前頭葉
- [ ] ② 頭頂葉
- [ ] ③ 側頭葉
- [ ] ④ 後頭葉
- [ ] ⑤ 島

3．記憶形成に関与するのはどれか．
- [ ] ① 脳　幹
- [ ] ② 大脳回
- [ ] ③ 大脳辺縁系
- [ ] ④ 海　馬
- [ ] ⑤ 大脳基底核

4．膝蓋腱反射の**構成要素でない**のはどれか．
- [ ] ① 筋紡錘
- [ ] ② 脊髄側角
- [ ] ③ α運動ニューロン
- [ ] ④ group Ia線維
- [ ] ⑤ 大腿四頭筋

B　1-⑤（中心後回は頭頂葉の最前部に位置する体性感覚の中枢である．身体各部からの体性感覚情報の入力を中心後回の各部（感覚のホムンクルス）で受けている），2-④（視覚中枢は大脳皮質の左右後頭葉にある），3-④（海馬は記憶形成や記憶想起に関与する），4-②

9 脳波検査

A 基礎

> **学習の目標**
>
> □ シナプス後電位　　　　　　　□ 開閉眼賦活とαアテニュ
> □ α波　　　　　　　　　　　　　　エーション
> □ 睡眠脳波（連波，頭蓋頂鋭　　□ 過呼吸賦活とビルドアップ
> 　波，睡眠紡錘波，K複合）　　□ 閃光賦活と光駆動反応
> □ サンプリング周波数とアン　　□ 脳波に混入するノイズと
> 　チエイリアシングフィルタ　　　その対策

臨床的意義

てんかん，意識障害，脳死判定，睡眠段階の評価（PSG検査）など．

脳波発現の機序

①シナプス後電位：興奮性シナプス後電位（EPSP），抑制性シナプ
　ス後電位（IPSP）．
②等価電流双極子（ダイポール）：カラム構造をなすニューロン群が
　同時に脱分極することで発現する電流の総和を推定したもの．

脳波の周波数分類

①δ（デルタ）波：0.5〜3Hz（4Hz未満）．
②θ（シータ）波：4〜7Hz（8Hz未満）．
③α（アルファ）波：8〜13Hz（14Hz未満）．
・健常成人の安静・閉眼・覚醒状態の基礎律動．
④β（ベータ）波：14Hz以上．
・γ（ガンマ）波：40Hz以上（24Hz以上の場合もある）．
⑤徐波：α波より周波数が小さいθ波とδ波．
⑥速波：α波より周波数が大きいβ波．

⑦棘波（spike）：持続時間70ms未満の尖鋭な陰性突発波.

⑧鋭波（sharp wave）：持続時間70ms以上の尖鋭な陰性突発波.

 ## 正常脳波（安静・閉眼・覚醒時脳波：健常成人）

①脳波記録の基本状態：安静・閉眼・覚醒.

②後頭部優位にα波が出現する.

③基礎波（主としてみられる脳波）：α波.

・β波がみられる場合がある.

・通常，θ波およびδ波はほとんどみられない.

④左右対称部位の脳波：左右差はみられない.

・左右差（＋）は異常所見.

 ## α波の特徴

O$_1$, O$_2$ 50μV
1秒

①安静・閉眼・覚醒状態で出現する.

②後頭部優位に出現する.

③ほぼ左右対称に出現する.

④周波数は通常10〜11Hzである.

⑤振幅は30〜60μV前後で，漸増漸減（waxing and waning）がみられる.

⑥開眼，精神活動などにより，抑制（αアテニュエーション）または消失（αブロッキング）する.

α波に近似した特殊波形（正常〜境界）

①μ（ミュー）波：7〜11Hzのアーチ型の波で中心溝付近に出現. 開眼では消失せず，知覚刺激・四肢の運動で抑制される. 学童〜思春期に認められることが多い.

②κ（カッパ）波：6〜12Hzで側頭部に出現. T$_3$-T$_4$誘導で鑑別可能. 高齢者に認められることが多い.

③λ（ラムダ）波：明るい部屋で開眼したときに後頭部に出現. 暗い部屋，単一平面視野注視で消失.

7 ## 正常脳波（睡眠時脳波：健常成人）

1．Stage W（覚醒時脳波）
①後頭部優位α波.
②左右差（−）.

2．Stage N1（睡眠 Stage 1）
①α波消失（αドロップアウト）.
②漣波（さざなみ）.
③頭蓋頂鋭波〔vertex sharp wave，V波，瘤波（hump）〕.
・頭蓋頂鋭波の特徴：中心・頭頂部優位に二〜三相性の波が単発または群発.
④緩徐眼球運動（SEM）がみられる.

3．Stage N2（睡眠 Stage 2）
①14Hz または 12Hz の睡眠紡錘波（sleep spindle）.
・睡眠紡錘波の特徴：中心・頭頂部優位に間欠的に出現（14Hz）.
　　　　　　　　　　広汎性に間欠的に出現（12Hz）.
②K複合（K complex）：覚醒反応.

4．Stage N3（睡眠 Stage 3 および 4）
①2Hz 以下，75μV 以上の高振幅徐波（高振幅δ波）.

5．Stage R（睡眠 Stage REM）
①脳波は Stage N1 に類似．REM 開始時または終了時に3〜6Hz，持続時間10秒以下の鋸歯状波（sawtooth wave）が出現.
②水平方向の急速眼球運動（rapid eye movement；REM）.
③抗重力筋の筋緊張低下.
④自律神経の変動：心拍数および呼吸数の変動（減少または増加），陰茎または陰核の勃起など.

 デジタル脳波計の重要な機能

現在，脳波計にはさまざまな機能が搭載されている．再生時に自由にモンタージュを変更できるリモンタージュ機能（リフォーマット機能ともよぶ），同じく再生時に自由にフィルタ値を変更できるリフィルタリング機能である．これらを駆使して臨床脳波検査が行われている．また，従来は紙記録を行っていたが，現在はペーパーレス化が進み，ディスプレイでの脳波判読が主流となりつつある.

⑤夢をみている時期.

⑥Stage Rの判定：PSG検査が必須.

21歳男性 健常成人（安静・閉眼・覚醒）

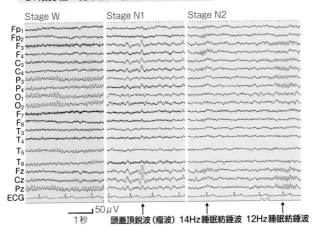

Stage W　Stage N1　Stage N2

Fp₁, Fp₂, F₃, F₄, C₃, C₄, P₃, P₄, O₁, O₂, F₇, F₈, T₃, T₄, T₅, T₆, Fz, Cz, Pz, ECG

$50\mu V$
1秒
頭蓋頂鋭波（瘤波）　14Hz睡眠紡錘波　12Hz睡眠紡錘波

8 新生児～思春期の脳波

1．新生児（正期産）

①1日の1/3が覚醒，2/3が睡眠（動睡眠期・静睡眠期）.

②覚醒時脳波：全汎に不規則で左右非対称の低振幅な脳波が連続する．左右差がみられても異常ではない．

③動睡眠期：覚醒時脳波とほぼ同様の脳波パターン．

④静睡眠期：交代性脳波（受胎後36～46週の新生児）がみられる．

・交代性脳波（TA）：新生児の静睡眠期に出現．生後1カ月過ぎには消失する．脳の発達の指標．

2．乳児期

①生後数カ月までは2～5Hzの左右非対称の不規則徐波が主体．

②生後6カ月を過ぎると後頭～頭頂部優位にθ律動が散発する．

③睡眠脳波：生後2～3カ月頃から睡眠紡錘波，生後半年頃から頭蓋頂鋭波が出現．

3．幼児期

①3〜4歳頃までは7〜8Hzの律動波が後頭〜頭頂部優位に出現する．背景脳波は不規則な徐波が主体．

②αアテニュエーションがみられはじめる．

③年齢が上がるにつれて，徐波の混入が減少していく．

④入眠直後：入眠期過同期性θ波が出現．

・入眠期過同期性θ波：乳幼児期〜学童期の入眠期に出現．覚醒から睡眠に移行するStage N1において全汎性の高振幅徐波群発が突発．大脳皮質の未熟性を示す正常脳波パターン．成人ではみられない．

4．学童期

①6〜7歳頃になると，8〜10Hzの高振幅α波が後頭〜頭頂部優位に出現する．背景脳波の徐波は急激に減少していく．

②9〜10歳頃になるとα波の振幅が低下する．

③年齢が上がるにつれて，成人の脳波に近づいていく．

5．思春期

①10〜11Hz，30〜60μVのα波が後頭部優位に出現し，前頭・側頭・頭頂部には低振幅θ波が散発〜稀発する．

②個人差も大きいが，おおよそ20歳前後に成人脳波に達する．

脳波検査の測定方法

1．脳波の電極装着

①10-20法に従い，メジャーで頭部を正確に計測しながら，電極を装着する．

・すべての電極の電極インピーダンス（接触抵抗）を30kΩ以下（理想は10kΩ以下）にする．

・ニュートラル電極（シグナルアース），システムリファレンス電極を装着する．

2．脳波の実測

①校正電圧（CAL）の記録：10秒以上．

②システムリファレンス誘導：10秒以上．

③単極導出（耳朶基準電極法）またはさまざまな双極導出を組み合わせたいくつかのモンタージュ（導出の組み合わせのパターン）を，順次，切り替えながら脳波を記録する．

・安静・閉眼・覚醒が既知な脳波を十分に記録する.
・安静・閉眼・覚醒を保ちながら，患者が眠ったら睡眠 Stage N2
まで睡眠脳波を記録する.
④脳波賦活試験を実施する：各賦活試験は安静・閉眼・覚醒状態で
実施する.
・開閉眼賦活試験，閃光賦活試験，過呼吸賦活試験など.

3．検査後
①患者に装着したすべての電極を外し，検査前と様子が変わりない
ことを確認し退出してもらう.
②記録した脳波を見直し，コメントを追加したり，所見をまとめ
る.

10 電極配置（国際標準電極配置法 10-20法）

電極記号		和名称	
Fp₁	Fp₂	左前頭極	右前頭極
F₃	F₄	左前頭	右前頭
C₃	C₄	左中心	右中心
P₃	P₄	左頭頂	右頭頂
O₁	O₂	左後頭	右後頭
F₇	F₈	左側頭	右前側頭
T₃	T₄	左中側頭	右中側頭
T₅	T₆	左後側頭	右後側頭
Fz		正中前頭	
Cz		正中中心	
Pz		正中頭頂	
A₁	A₂	左耳朶	右耳朶
Fpz		正中前頭極	

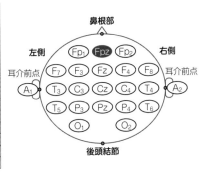

①通常，脳波検査では皿電極が用いられる.
②脳波用針電極は，真皮に達しない表皮のみへの刺入であるため，
臨床検査技師が実施できる．ただし，針電極を用いる場合は電極
インピーダンス（接触抵抗）を測定してはならない.
③ヘッドキャップ型電極またはディスポーザブル電極も活用され
る.

脳波導出法

①耳朶基準電極法（単極導出法）：耳朶に脳波が波及していないという仮定に基づいて，頭皮上の各電極周辺の脳波を導出する方法．全汎性に出現する脳波および局在性に出現する脳波の両方を評価できる．

> **耳朶(基準電極)の活性化**：耳朶の周辺に異常焦点がある場合，耳朶にそれが波及して虚像をつくる現象（単極導出で耳朶を使ってはならないというサイン）．側頭葉てんかん（焦点意識減損発作）の側頭部棘波などでみられることが多い．

②双極導出法：頭皮上に装着した2つの活性電極間の脳波（電位差）を導出する方法．局在性に出現する脳波の鑑別に有用だが，全汎性に出現する脳波の評価はむずかしい．

> **位相の逆転**により，異常脳波の焦点決定が容易にできる．側頭葉てんかん（焦点意識減損発作）の側頭部棘波など．

③平均基準電極導出法（AV法）：1〜1.5MΩの高抵抗を介した平均電位が基準．耳朶の活性化の症例で有用．

④平衡型頭部外基準電極導出法（BN法）：第7頸椎棘突起–右胸鎖関節が基準．耳朶を用いない単極導出．

⑤発生源導出法（SD法）：局在性に出現する脳波の検出に優れる導出法．

脳波計

1．脳波計

現在市販されている脳波計はすべてデジタル脳波計．

①感度：$10\,\mu V/mm$（$50\,\mu V/5\,mm$）．

②時定数：0.3秒（低域遮断周波数 0.5Hz）．

③ニュートラル電極（シグナルアース）：未装着では脳波記録ができない．

④システムリファレンス：電極データの基準点．システムリファレンス電極が装着されていなければ脳波記録はできない．

・ちなみに，国産脳波計ではシステムリファレンスとして，C_3電

極とC₄電極の平均電位が用いられる.

⑤サンプリング周波数：1,000Hz（1kHz）または500Hz．16bitで
A/D変換.

⑥アンチエイリアシングフィルタ：300Hzまたは120Hz．サンプ
リング周波数の約1/3の値.

⑦電極インピーダンス：30kΩ以下.

⑧極性：negative up（陰性が上向き）.

⑨紙送り速度：30mm/s（ハイブリッドタイプ）.

⑩A/D変換：デジタル脳波計は電極ボックス内で脳波信号をA/D
変換する.

2．脳波計の働き

①リモンタージュ：ハードディスクに記録した脳波を再生すると
き，自由に任意のモンタージュに変更できる機能.

②リフィルタリング：ハードディスクに記録した脳波を再生すると
き，フィルタ条件を任意に変更できる機能.

③高速フーリエ変換（FFT）：周波数分析の代表的な手法.

④周波数トポグラフィ：脳波を高速フーリエ変換（FFT）し，特定の
周波数成分の平均パワーの平方根（等価電位）を等電位マップで
表したもの.

 # 13 脳波賦活試験

1．開閉眼賦活試験

①安静・閉眼・覚醒状態の患者に実施する.

②αアテニュエーション（またはαブロッキング）：安静・閉眼・覚
醒状態で出現しているα波が，開眼に伴い出現量が低下または消
失し，10秒後，閉眼することで再びα波が出現する現象.

③スクイーク現象：開閉眼賦活直後のα波の周波数が増大する現
象.

④開閉眼賦活直後に突発性異常波がみられることがある.

⑤ナルコレプシー患者：逆説αアテニュエーションまたは逆説αブ
ロッキングがみられやすい.

2．過呼吸賦活試験

①安静・閉眼・覚醒状態の患者に実施する.

②ビルドアップ（build up）：過呼吸に伴い脳波が広汎に高振幅徐波

化する現象. 小児または成人の一部でみられやすい.

③過呼吸賦活によって, 小児欠神てんかん(欠神発作)患者は3Hz棘徐波複合が誘発されやすい.

④もやもや病患者への過呼吸賦活は絶対禁忌である:もやもや病患者はリビルドアップ(re-build up)が誘発されやすい.

3. 閃光賦活試験

①安静・閉眼・覚醒状態の患者に実施する.

②光駆動反応(photic driving response):閃光賦活と一致してストロボ光の点灯周波数と同調または調和した応答波が後頭部に出現する現象.

・刺激周波数と光駆動反応の関係:たとえば, ストロボ光の点灯周波数が10Hzの場合, 光駆動反応は10Hz(1倍), 20Hz(2倍), 30Hz(3倍), 5Hz(1/2倍)となる.

③光痙攣応答:てんかん発作に移行しやすいので, ただちに閃光賦活を中止する.

④光ミオクローヌス応答:閃光賦活と一致して健常者でもみられることがある.

4. 睡眠賦活試験

①睡眠深度が深くなるにつれて, α波消失(αドロップアウト)→連波→頭蓋頂鋭波→睡眠紡錘波など順次, 脳波が変化していく.

②Stage N2で音響刺激を行うとK複合がみられることがある. K複合は外因性刺激でも内因性刺激でも出現する. K複合は覚醒反応とよばれる.

③側頭葉てんかん(焦点意識減損発作)では睡眠賦活(Stage N1)で側頭部棘波が誘発される.

④睡眠賦活(Stage N1〜N2)で一側性に頭蓋頂鋭波や睡眠紡錘波が欠如する脳波パターンをレイジーアクティビティとよぶ.

⑤Lennox-Gastaut(レノックス・ガストー)症候群では睡眠賦活(Stage N3)でラピッドリズムがみられる.

脳波に混入するノイズ（アーチファクト）

1．交流（商用交流）

西日本では60Hz，東日本では50Hzの正弦波様波形の混入．

①原因1 漏洩電流：建物の経年変化に伴い壁・床に小さな電流が流れる．

・対策：ベッドと床を絶縁する．壁からベッドを離す．

②原因2 静電誘導：患者と蛍光灯などの間に浮遊容量が発現．

・対策：シールドルームやシールドマットを利用する．

③原因3 電磁誘導：電磁誘導により誘導電流が発現．

・対策：不要なME機器の電源コードを抜く．脳波計を交流発生源から遠ざける．電極を付け直し，電極インピーダンスを下げる．

2．筋電図

筋収縮と一致して周波数，振幅ともに不定の干渉波形が混入．

①原因：筋収縮に伴う筋放電（筋電図）が混入．

②対策：たとえば，咬歯に起因する筋電図では歯を食いしばらないよう注意し，改善されなければ高域遮断フィルタ（HCF）を60Hzに変更する．筋電図をモニターする．

3．眼球運動

眼球運動ノイズの振幅は眼球から電極までの距離の2乗に反比例して減衰する（逆2乗の法則）ため，眼球周辺のFp_1，Fp_2，F_7，F_8に高振幅で出現する．垂直方向の眼球の動きはFp_1，Fp_2に同位相で出現．水平方向の眼球の動きはF_7，F_8に逆位相で出現．

①原因：眼球が動くことで角膜網膜電位が混入．

②対策：眼球を動かさないよう注意し，改善されなければ高域遮断フィルタ（HCF）を60Hzに変更する．眼球運動をモニターする．

4．発汗

ドリフト（基線の不規則で緩慢な動揺）が混入．

①原因：運動直後や緊張，子ども（特に乳幼児・小児の寝汗）．

②対策：うちわや扇子で扇ぐ．改善されなければ時定数を0.1秒〔低域遮断フィルタ（LCF）1.5Hz〕に変更する．すべての電極を外し，バスタオルで頭の汗をふき取り，再び電極を装着する．

5．心電図

心電図のR波と同期した棘波様ノイズが混入．

①原因：肥満・猪首の患者に混入しやすい．双極導出よりも，耳朶

　　　基準電極法で混入しやすい.

　②対策：リファレンス（基準電極）を Aav に変更する．または心電
　　　図フィルタを活用する．

　③注意：国産脳波計で $A_1 + A_2$ を用いると，再生時にリモンター
　　　ジュができなくなるので用いてはならない．

6．脈波

　血管の拍動を電極が感受することで脈波ノイズが混入．

　①原因：血管上に電極を装着．

　②対策：左右対称部位の電極を少しずらし，血管上から外す．

7．入れ歯（義歯）

　不規則で高振幅の一過性のノイズが繰り返し混入．

　①原因：入れ歯を装着．

　②対策：入れ歯を外してもらう．

8．体動

　体動と一致して基線が動揺するとともに，周波数，振幅ともに不定
の干渉波形が混入．

　①原因：体動に伴う筋放電（筋電図）や基線の動揺が混入．

　②対策：身体を動かさないよう注意し，改善されなければ高域遮断
　　　フィルタ（HCF）を 60 Hz に変更する．体動をモニターする．

時定数とフィルタの呼称

工学分野では HPF（high pass filter，高域通過フィルタ）および LPF（low
pass filter，低域通過フィルタ）と呼称されるが，国産脳波計の表記は
HCF（high cut filter，高域遮断フィルタ）または LCF（low cut filter，低
域遮断フィルタ）が一般的である．

なお，時定数（time constant）は，LCF（low cut filter）を推定するため
にアナログ脳波計の時代から活用されている．

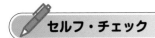

セルフ・チェック

A 次の文章で正しいものに〇，誤っているものに×をつけよ．

〇 ×

1. α波は8Hz以上13Hz以下の脳波の総称である．
2. θ波とδ波をあわせて徐波とよぶ．
3. シナプス後電位は脳波の発現に関与する．
4. 安静・閉眼・覚醒状態の健常成人は後頭部優位にβ波がみられる．
5. α波の振幅はほぼ一定である．
6. 健常成人のα波は10〜11Hzを呈す．
7. 健常成人が開眼するとαアテニュエーションがみられる．
8. 健常成人の脳波で左右差がみられても異常ではない．
9. μ波は開眼では消失せず，知覚刺激および四肢の運動で抑制される．
10. 睡眠Stage N1になるとα波が消失する．
11. 頭蓋頂鋭波は睡眠Stage N2を決定づける波形である．
12. K複合は覚醒反応とよばれる．
13. 睡眠Stage Rでは緩徐眼球運動がみられる．
14. 睡眠Stage Rでは抗重力筋の筋緊張低下がみられる．
15. 交代性脳波は新生児の静睡眠期にみられる．
16. 電極記号F_3は右中心である．
17. 臨床検査技師が脳波用針電極を使用することは法的に禁止されている．
18. 側頭葉てんかん患者の双極導出では耳朶の活性化に留意しなければならない．
19. 脳波計の時定数の標準値は0.3秒である．
20. 脳波計の標準感度は10mV/mmである．

A 1-〇，2-〇，3-〇，4-×（α波），5-×（一定ではなく，漸増漸減する），6-〇，7-〇，8-×（みられたら異常である），9-〇，10-〇，11-×（睡眠紡錘波），12-〇，13-×（急速眼球運動），14-〇，15-〇，16-×（左前頭），17-×（認められている），18-×（耳朶基準電極法（単極導出）），19-〇，20-×（10μV/mm）

21. ニュートラル電極（シグナルアース）を装着しなければ脳波記録はできない. □ □

22. システムリファレンス電極を装着しなければ脳波記録はできない. □ □

23. デジタル記録した脳波は再生時にモンタージュを自由に変更できる. □ □

24. 脳波計の電極ボックス内でA/D変換が行われる. □ □

25. エイリアシングノイズは，もとの信号（A/D変換する前の脳波などの生体由来のアナログ信号または波形）よりも高周波数である. □ □

26. 国産脳波計において，サンプリング周波数が1kHzの時，アンチエイリアシングフィルタは300Hzである. □ □

27. 脳波は上向きに触れる波が陽性である. □ □

28. 周波数トポグラフィをつくるときに高速フーリエ変換（FFT）が用いられる. □ □

29. 過呼吸により高齢者にビルドアップがみられる. □ □

30. もやもや病患者への過呼吸賦活試験は絶対禁忌である. □ □

31. 光駆動反応は閃光賦活開始時に始まり，閃光賦活終了と同時に消失する. □ □

32. 光痙攣応答がみられた場合は閃光賦活をただちに中止する. □ □

33. 電磁誘導による交流混入はシールドルームで防止できる. □ □

34. 眼球が水平方向に動くとき，脳波のF_7，F_8に最も眼球運動ノイズが混入する. □ □

35. 心電図ノイズは双極導出で混入しやすい. □ □

36. 脈波ノイズは血管上に電極を装着することで発現する. □ □

A 21-○，22-○，23-○，24-○，25-×（低周波数），26-○，27-×（陰性），28-○，29-×（小児または成人の一部），30-○，31-○，32-○，33-×（静電誘導），34-○，35-×（耳朶基準電極法（単極導出）で混入しやすい），36-○

B

1. 健常成人のα波の特徴として**誤っている**のはどれか.
  - ☐ ① 周波数は10〜11Hzを呈す.
  - ☐ ② 振幅は30〜60μVである.
  - ☐ ③ 睡眠によりαドロップアウトがみられる.
  - ☐ ④ 後頭部優位に出現する.
  - ☐ ⑤ 単律動性に出現する.

2. 中心・頭頂部優位にみられる睡眠紡錘波の周波数はどれか.
  - ☐ ① 8Hz
  - ☐ ② 10Hz
  - ☐ ③ 14Hz
  - ☐ ④ 20Hz
  - ☐ ⑤ 37Hz

3. α波と睡眠紡錘波の鑑別点として**誤っている**のはどれか.
  - ☐ ① 出現部位
  - ☐ ② 周波数
  - ☐ ③ 出現様式
  - ☐ ④ 意識レベル
  - ☐ ⑤ 性　別

B 　1-⑤(健常成人のα波は後頭部優位に出現し,周波数は10〜11Hz,振幅はおよそ30〜60μVである.また,α波の振幅は一定ではなく,漸増漸減(waxing and waning)がみられる.睡眠によりα波が消失することをαドロップアウトとよぶ),2-③(中心・頭頂部優位に出現する睡眠紡錘波は14Hzを示し,広汎性に出現する睡眠紡錘波は12Hzを示す),3-⑤(健常成人の場合,α波は覚醒時に後頭部優位に出現,周波数は10〜11Hz前後,漸増漸減を繰り返しながら連続的に出現する.対して睡眠紡錘波は睡眠Stage N2(覚醒時にはみられない)に中心・頭頂部優位(または広汎性)に出現,周波数は12〜14Hz,紡錘様で間欠的に出現する)

4．睡眠 Stage R の特徴はどれか．2つ選べ．
- ☐ ① 緩徐な眼球運動
- ☐ ② 抗重力筋の筋緊張亢進
- ☐ ③ 心拍数の変動
- ☐ ④ 陰茎の勃起
- ☐ ⑤ 睡眠 Stage N3 に近似した脳波像

5．交代性脳波で正しいのはどれか．
- ☐ ① 早産児の脳成熟度の指標となる．
- ☐ ② 認知症の重症度の指標となる．
- ☐ ③ てんかんの難治度の指標となる．
- ☐ ④ 脳出血の出血量の指標となる．
- ☐ ⑤ 意識障害の予後の指標となる．

6．電極記号 C_4 はどれか．
- ☐ ① 右前頭極
- ☐ ② 左前頭
- ☐ ③ 右中心
- ☐ ④ 左頭頂
- ☐ ⑤ 右後頭

B 4-③と④（睡眠 Stage R はレム期である．脳波は睡眠 Stage N1 に類似，急速眼球運動（rapid eye movement；REM）が出現，頤筋など抗重力筋の筋緊張低下，心拍数や呼吸数など自律神経系の変動，陰茎や陰核の勃起，夢をみているなどの特徴がある），5-①（交代性脳波（TA）は受胎後 36〜46 週の新生児（正期産の場合は生後 1 カ月までの新生児）の静睡眠期に出現する．早産児や未熟児を対象とした脳波検査において，胎生齢と交代性脳波の出現の関係から，脳の成熟度を推察できる），6-③（国際標準電極配置法 10-20 法では，Fp が前頭極，F が前頭，C が中心，P が頭頂，O が後頭，T が側頭を表す．末尾の数字は奇数が左側，偶数が右側を表す）

7．過呼吸賦活試験の禁忌はどれか．
- □ ① Alzheimer病
- □ ② 小児欠神てんかん
- □ ③ 睡眠時無呼吸症候群
- □ ④ もやもや病
- □ ⑤ 若年ミオクロニーてんかん

8．10Hzの閃光賦活試験において，光駆動反応とみなされないのはどれか．
- □ ① 5Hz
- □ ② 10Hz
- □ ③ 15Hz
- □ ④ 20Hz
- □ ⑤ 30Hz

9．浅睡眠時に側頭部棘波がみられるのはどれか．
- □ ① 小児欠神てんかん
- □ ② 全般強直間代発作のみを示すてんかん（覚醒時大発作てんかん）
- □ ③ West症候群
- □ ④ 若年ミオクロニーてんかん
- □ ⑤ 側頭葉てんかん

B 7-④（もやもや病（ウィリス動脈輪閉塞症）の患者は過呼吸賦活試験が禁忌である．リビルドアップが10分以上持続する，上肢または下肢に麻痺や感覚異常が出現する，意識障害を起こすなど，重篤な状態に陥る危険があるためである），8-③（光駆動反応はストロボの点灯周波数と同調または調和関係を呈する脳波である．10Hzの点灯周波数で閃光賦活試験を実施した場合，光駆動反応とみなされる応答波形は10Hz（1倍：同調），20Hz（2倍：調和），30Hz（3倍：調和），5Hz（1/2倍：調和）である），9-⑤（側頭葉てんかんや高齢者てんかんなど焦点意識減損発作を呈する患者は睡眠賦活試験が必須で，睡眠Stage N1になると，F_7またはF_8優位にいわゆる側頭部棘波がよく出現する）

10．ドリフトの原因はどれか．

- □ ① 交　流
- □ ② 脈　波
- □ ③ 発　汗
- □ ④ 入れ歯
- □ ⑤ 心電図

11．眼球運動ノイズが混入するのはどれか．

- □ ① Fp_1
- □ ② C_4
- □ ③ P_3
- □ ④ O_2
- □ ⑤ T_3

B　10-③（脳波のノイズの一つであるドリフトは，いわゆる広汎性の緩やかな基線の動揺を意味する．ドリフトの原因は発汗（乳幼児・小児は寝汗を含む）である），11-①（垂直方向の眼球運動ノイズはFp_1，Fp_2に同位相で出現し，水平方向の眼球運動ノイズはF_7，F_8に逆位相で出現する）

B 異常脳波

突発性異常脳波（てんかん）

1．小児欠神てんかん〔欠神発作：小発作〕

①発作時異常脳波：3Hz棘徐波複合．過呼吸賦活試験が有効．

②3Hz棘徐波複合が出現しているときに，意識障害の有無を確認．

③学童期の女児に多く，1日に数〜数十回の欠神発作が出現．

2．全般強直間代発作のみを示すてんかん（覚醒時大発作てんかん）〔強直間代発作：大発作〕

①発作間欠期異常脳波：不規則棘徐波複合．

②思春期に現れやすく，朝方，強直間代発作が出現．

3．側頭葉てんかん〔焦点意識減損発作（旧 複雑部分発作）〕

①発作間欠期異常脳波：側頭部棘波．睡眠賦活試験が脳波検出に有効．

②内側側頭葉てんかん：成人の難治性てんかんの代表的な疾患で，てんかんの外科的治療の適応となる場合がある．

4．高齢者てんかん〔焦点意識減損発作（旧 複雑部分発作）〕

①発作間欠期異常脳波：側頭部棘波．睡眠賦活試験が脳波検出に有効．

②高齢者が発症するてんかん．近年，てんかんの発症率は小児より高齢者が高い．抗てんかん薬がよく効く．

5．前頭葉てんかん〔過運動発作（両上肢をフェンシングのように強直させる発作）〕

①前頭葉内側面または下面にてんかん焦点があるため，脳波ではてんかん性異常波が検出されづらい．

②焦点てんかんのなかで側頭葉てんかんに次いで多くみられる．

6．若年ミオクロニーてんかん〔ミオクロニー発作〕

①発作間欠期異常脳波：全汎性で高振幅な多棘徐波複合．

7．West（ウエスト）症候群（乳児てんかん性スパズム症候群）〔攣縮（スパズム），点頭発作〕

①発作間欠期異常脳波：ヒプスアリスミア．

②主に生後1年未満の乳児が発症．攣縮がシリーズを形成．

8．Lennox-Gastaut（レノックス・ガストー）症候群

①発作間欠期異常脳波：1.5～2.5Hz鋭徐波複合（1.5～2.5Hz遅棘徐波複合），ラピッドリズム（Stage N3）．

②小児の難治性てんかんの代表的な疾患．3種類以上の多彩なてんかん発作がみられる．

9．中心・側頭部棘波を示す自然終息性小児てんかん（SeLECTS（旧BECTS，CECTS））

ローランド棘波がみられる．

10．早期乳児てんかん性脳症（大田原症候群）

サプレッションバーストがみられる．

2 持続性・周期性異常脳波

1．孤発性Creutzfeldt-Jakob（クロイツフェルト・ヤコブ）病（CJD）

①全汎性で高振幅な鋭波が1Hz前後で連続する周期性同期性放電（PSD）．

②近年，CJDの診断は脳波よりも，拡散強調画像（DWI）やFLAIR画像などのMRI画像検査が有用とされる．予後不良．

2．亜急性硬化性全脳炎（SSPE）

①高振幅な徐波群発が数秒から十数秒間隔で出現する周期性同期性放電（PSD）．

②1歳以下で麻疹に罹患した既往歴が多い．予後不良．

3．肝性脳症

①前方優位に出現する三相波（三相性波）.

②三相波は羽ばたき振戦（+），見当識障害，嗜眠のときに現れやすい．意識が低下し，深昏睡になると三相波は消失し，全汎性で高振幅な不規則徐波が連続する脳波に変わる．三相波は血中アンモニア濃度上昇と関連がある．

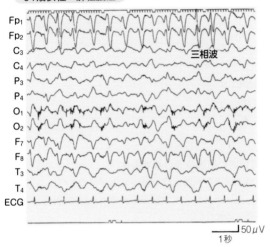

64歳女性　肝性脳症

4．単純ヘルペス脳炎

周期性一側性てんかん型放電（PLEDs）がみられる場合がある．

5．抗NMDA受容体抗体脳炎

δ波にβ波が複合したエクストリームδブラッシュがみられる場合がある．

6．Alzheimer（アルツハイマー）病

特徴的な脳波像はない．多くは年齢相応の脳波像で，末期になると徐波が増加．

7．脳死判定

脳電気的無活動（ECI）：脳波消失．ただし，ECIは完全な平坦ではなく，通常，心電図ノイズが混入する．

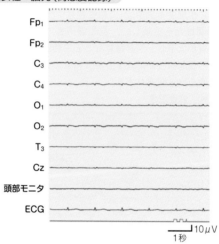

82歳女性　脳死（高感度記録）

Fp₁ / Fp₂ / C₃ / C₄ / O₁ / O₂ / T₃ / Cz / 頭部モニタ / ECG

10μV
1秒

8. 法的脳死判定の脳波検査の基本条件

①導出：最低4誘導の同時記録を単極および双極で行う．

②電極位置：10-20法により大脳を広くカバーする．

③電極間距離：7cm以上．

④検査時間：30分以上の連続記録．

⑤脳波感度：50μV/20mm以上の記録を含める．

・通常感度10μV/mmに加え，高感度2μV/mm記録が必須である．

⑥時定数：0.3秒．

⑦高域遮断フィルタ（HCF）：HCFオフまたは30Hz以上．

・交流フィルタは使用してよい．

⑧電極インピーダンス：100Ω〜2kΩ．

⑨検査中の刺激：呼名および顔面への疼痛刺激．

⑩記録紙に記入：検査開始時刻と終了時刻，設定条件（感度・時定数・フィルタ条件），導出法，刺激の種類，ノイズの原因（心電図・筋電図・体動・脈波・振動・痛み刺激・人の動き）．

> 測定中に明らかな脳波活動を認めたときは脳死判定を中止する．

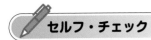
セルフ・チェック

A 次の文章で正しいものに○，誤っているものに×をつけよ．

	○	×
1. 小児欠神てんかんでは過呼吸賦活試験により3Hz棘徐波複合がみられる．	☐	☐
2. 側頭葉てんかんでは睡眠賦活試験により側頭部棘波がみられる．	☐	☐
3. 近年，てんかんの有病率は小児より65歳以上の高齢者が高いと報告されている．	☐	☐
4. 高齢者てんかんでは睡眠時に3Hz棘徐波複合がみられる．	☐	☐
5. 若年ミオクロニーてんかんでは多棘徐波複合がみられる．	☐	☐
6. West症候群では1.5～2.5Hz鋭徐波複合がみられる．	☐	☐
7. Lennox-Gastaut症候群では3Hz棘徐波複合がみられる．	☐	☐
8. Lennox-Gastaut症候群の睡眠Stage N3でラピッドリズムがみられる．	☐	☐
9. 中心・側頭部棘波を示す自然終息性小児てんかん（SeLECTS）ではローランド棘波がみられる．	☐	☐
10. 早期乳児てんかん性脳症（大田原症候群）ではサプレッションバーストがみられる．	☐	☐
11. 孤発性Creutzfeldt-Jakob病では周期性同期性放電（PSD）がみられる．	☐	☐
12. 亜急性硬化性全脳炎では周期性同期性放電（PSD）がみられる．	☐	☐
13. 抗NMDA受容体抗体脳炎ではδ波にβ波が複合したエクストリームδブラッシュがみられる場合がある．	☐	☐
14. 肝性脳症では周期性一側性てんかん型放電がみられる．	☐	☐
15. 脳死患者の脳波は群発抑制を呈する．	☐	☐

A 1-○，2-○，3-○，4-×（側頭部棘波），5-○，6-×（ヒプスアリスミア），7-×（1.5～2.5Hz鋭徐波複合），8-○，9-○，10-○，11-○，12-○，13-○，14-×（三相波（三相性波）），15-×（脳電気的無活動（ECI））

B

1．3Hz棘徐波複合がみられるのはどれか．
- ☐ ① 中心・側頭部棘波を示す自然終息性小児てんかん(SeLECTS)
- ☐ ② 早期乳児てんかん性脳症
- ☐ ③ 小児欠神てんかん
- ☐ ④ 側頭葉てんかん
- ☐ ⑤ 若年ミオクロニーてんかん

2．小児欠神てんかんの未治療患者の脳波検査において脳波記録者が重点的に行うべきものはどれか．
- ☐ ① 開閉眼賦活
- ☐ ② 過呼吸賦活
- ☐ ③ 閃光賦活
- ☐ ④ 睡眠賦活
- ☐ ⑤ 音賦活

3．浅睡眠時に側頭部棘波がみられるのはどれか．2つ選べ．
- ☐ ① 乳児重症ミオクロニーてんかん
- ☐ ② 側頭葉てんかん
- ☐ ③ ミオクロニー失立てんかん
- ☐ ④ Lennox-Gastaut症候群
- ☐ ⑤ 高齢者てんかん

B 1-③（小児欠神てんかんまたは思春期欠神てんかんでは特徴的な3Hz棘徐波複合がみられる），2-②（小児欠神てんかんの3Hz棘徐波複合は過呼吸賦活試験で誘発されやすく，患者の意識消失を確認するのが容易である．3分間の過呼吸賦活試験で誘発されない場合は，4分，5分と賦活を延長する．なお，小児欠神てんかんの未治療症例では，通常，3Hz棘徐波複合がよくみられるが，投薬治療が始まると出現頻度が劇的に低下する（抗てんかん薬がよく効く）），3-②と⑤（焦点意識減損発作を呈する側頭葉てんかんまたは高齢者てんかんでは，浅睡眠（睡眠Stage N1～N2）時に主にF$_7$またはF$_8$優位に側頭部棘波がみられる．なお，棘波ではなく鋭波がみられる場合もある）

4．生後8カ月の男児．頭部を前屈（点頭）する攣縮を繰り返している．血液一般，生化学，髄液検査に異常はなかった．推察される脳波はどれか．
- [ ] ① 1.5〜2.5Hz鋭徐波複合
- [ ] ② 3Hz棘徐波複合
- [ ] ③ ヒプスアリスミア
- [ ] ④ 多棘徐波複合
- [ ] ⑤ ローランド棘波

5．孤発性Creutzfeldt-Jakob病でみられるのはどれか．
- [ ] ① 三相波
- [ ] ② レイジーアクティビティ
- [ ] ③ 群発抑制
- [ ] ④ 周期性一側性てんかん型放電
- [ ] ⑤ 周期性同期性放電

6．法的脳死判定の脳波検査で誤っているのはどれか．
- [ ] ① 電極間距離は7cm以上とする．
- [ ] ② 30分以上の連続記録とする．
- [ ] ③ 通常感度に加え5倍感度での記録を行う．
- [ ] ④ 時定数は0.3秒である．
- [ ] ⑤ 電極インピーダンスを2Ω以下にする．

B 4-③（West症候群は生後1年未満の乳児が発症し，乳児攣縮（瞬間的に頸部を前屈させ，四肢を屈曲または伸展させる発作，点頭発作ともよばれる）が毎日頻発し，通常，短い間隔で反復するシリーズ形成がみられる．一般に難治性で，重篤な精神運動発達遅滞を伴う．脳波所見はヒプスアリスミア（高振幅な鋭波，棘波，徐波などが空間的にも時間的にも無秩序に出現する脳波像）がみられる），5-⑤（ヒトプリオン病の孤発性Creutzfeldt-Jakob病では脳波検査で周期性同期性放電が高率でみられる．なお，近年は拡散強調画像やFLAIR画像といったMRI検査が診断に有用とされている），6-⑤（法的脳死判定の脳波検査における電極インピーダンスは100Ω〜2kΩにする．単位はとても大切なので，十分に確認しなければならない）

C 誘発電位

学習の目標

□ 感覚誘発電位と事象関連　　□ VEPの記録方法と臨床応用
　電位　　　　　　　　　　　□ SEPの記録方法と臨床応用
□ 術中神経モニタリング　　　□ P300の記録方法と臨床応用
□ ABRの記録方法と臨床応用

誘発電位

　誘発電位とは，末梢の感覚受容器または神経の刺激により，末梢から中枢に向かう神経路上の種々の部位から発現する一過性の電位変動である．

①感覚誘発電位（大脳誘発電位）：聴性誘発電位（AEP）の代表的な聴性脳幹反応（ABR），視覚誘発電位（VEP），体性感覚誘発電位（SEP）．

②事象関連電位（ERP）：P300，随伴陰性変動（CNV），運動関連電位（MRCP），ジャークロックアベレージング（JLA），痛み関連電位（PR P250）など．

③運動誘発電位（MEP）：10章の「E 運動誘発電位（MEP）」を参照．

術中神経モニタリング

　手術合併症を回避するために，誘発電位（ABR，VEP，SEP，MEPなど）や脳波などの術中神経モニタリングを行いながら，脳，脊椎・脊髄などの脳神経外科または整形外科領域の手術が実施されている．多くの場合，術中神経モニタリングは臨床検査技師が担当している．

加算平均法

　誘発電位が刺激と時間的に相関して発生し，単位となる電気現象が同期することを利用して，背景脳波活動（30〜60μV）の中から誘発

電位（通常1～十数μV程度）を分離する方法．

　SN比は加算回数をn回とすると　　$S/N=1/\sqrt{n}$　で表される．測定する誘発電位の電圧（S：signal）と背景脳波の電圧（N：noise）から，加算回数n回を算出できる．

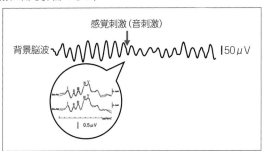

4 聴性脳幹反応（ABR）

1．測定条件

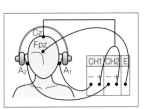

①感度：10μV．

②周波数帯域：20～3kHz．

③分析時間：10ms．

④加算回数：1,000～2,000回．

⑤刺激音：クリック音．

⑥電極配置：Cz，A_1，A_2，Fpz．

2．波形頂点の起源

①I波：蝸牛神経．

②II波：蝸牛神経核．

③III波：上オリーブ核．

④IV波：外側毛帯．

⑤V波：下丘（自覚聴力閾値と相関）．

⑥VI波：内側膝状体．

⑦VII波：聴放線．

3．ABRの臨床応用

①他覚的聴力評価ABR：音圧を80dBまたは90dBから10dBずつ下げながらABRを記録し，V波の出現閾値から自覚聴力閾値を推定する検査法．通常，V波がみられれば聞こえていると判断．

21歳男性

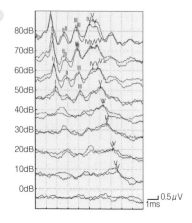

②脳幹機能評価ABR：音圧80dBまたはそれ以上の聴覚刺激を行い，記録したABRの波形から脳幹機能を推定する検査法．

・ダブルトレース：再現性をみるために同一条件下で記録した2つの波形を重ね合わせる方法．

21歳男性（左側刺激ABR，80dB）

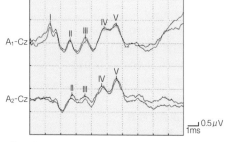

③AABR（自動聴性脳幹反応，新生児聴覚スクリーニング検査）：先天性難聴児を発見する目的で行われる聴覚スクリーニング検査．

④術中神経モニタリング：小脳橋角部腫瘍（聴神経腫瘍など）の摘出時．Ⅴ波潜時延長，Ⅴ波振幅低下を評価する．聴覚神経路の温存．術中神経モニタリングではABRをトレンド記録（時系列記録）し，ABRのⅠ波の潜時・振幅に変化がみられないことを前提として，Ⅴ波の潜時が1.5ms以上，または，振幅が50％以下に変化したらアラームを発する．

⑤脳死判定：脳死患者のABRの大半はすべての頂点が無反応を呈する．Ⅰ波のみ残存し，Ⅱ波以降が無反応を呈する場合もある．

5 視覚誘発電位(VEP)

1．測定条件

①感度：10μV．

②周波数帯域：0.2〜200kHz．

③分析時間：250〜300ms．

④加算回数：100〜200回．

⑤刺激方法：パターーンリバーサル刺激，フラッシュ刺激，ゴーグル刺激．

⑥電極配置：MO，LO，RO，MF，Czなど．

2．パターーンリバーサル刺激VEP

格子縞模様を反転させる図形反転刺激を用いてVEPを記録する．

3．VEPの臨床応用

①視覚神経路の障害部位を電気生理学的に評価できる．

②術中神経モニタリング：眼窩内腫瘍または下垂体腫瘍などの視覚神経路近傍の腫瘍摘出時に用いられる．視覚神経路の温存が目的．

6 体性感覚誘発電位(SEP)

1．測定条件

①感度：20μV．

②周波数帯域：1〜3kHz．

③分析時間：40ms（上肢の神経刺激），80ms（下肢の神経刺激）．

④加算回数：500〜4,000回．

⑤刺激：定電流単相矩形波．

⑥刺激持続時間：0.2秒．

⑦刺激強度：運動閾値×1.2〜1.5倍程度．

⑧電気刺激部位：上肢は手関節部で正中神経，または尺骨神経．
　　　　　　　　下肢は足関節部で脛骨神経．

2．電気刺激のインパルス

後索−内側毛帯経路を上行する．N20は体性感覚野を反映．

3．SEPの臨床応用

①末梢神経，脊髄，脳幹，大脳皮質の系統的な障害部位を電気生理学的に評価．

②術中神経モニタリング：大脳皮質の中心溝の同定にSEPが利用

されている．正中神経刺激に伴い中心後回の手の体性感覚野に
N20が，中心前回の手の体性運動野にP20が出現する．これを
利用してN20とP20の移行部を中心溝と判定する．このほか，
さまざまな脳神経外科領域または整形外科領域の手術で活用され
ている．多くの場合，体性感覚神経路の温存が目的である．術中
神経モニタリングではSEPをトレンド記録（時系列記録）し，SEP
の振幅が50％以下に変化したらアラームを発する．

③脳死判定：脳死患者のN18は無反応となる．

事象関連電位（ERP）

　大脳が感覚情報を高次機能処理する過程（たとえば，注意・認知・
課題解決・随意運動への心理・精神活動など）で現れる種々の電位変
動である．感覚誘発電位と異なり，患者の課題に対する注意の集中の
程度，刺激に対する慣れ（新鮮度），覚醒度，予期や期待，準備が，
事象関連電位の波形形成に大きく影響する．

1．P300

①識別可能な2種類の感覚刺激をランダムに，かつ，呈示頻度に差
をつけ患者に呈示し，低頻度刺激に対して所定の反応を行わせる
オドボール課題により記録する．

②P300は注意・認知などを反映する．

③臨床応用：統合失調症，双極性障害（躁うつ病），Parkinson病，
Alzheimer病，アルコール依存症などの日差変動の電気生理学的
評価に応用されることがある．

2．随伴陰性変動（CNV）

　一定間隔で第1刺激と第2刺激という一対の識別可能な感覚刺激を
与え，第2刺激に対して一定の反応，たとえばボタン押しなどの患者
の作業で終了させる予期的反応時間課題で記録する．

3．その他の事象関連電位

　運動関連電位（MRCP），ジャークロックアベレージング（JLA），痛
み関連電位（PR P250）などがある．

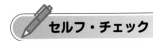 **セルフ・チェック**

A 次の文章で正しいものに○，誤っているものに×をつけよ．

	○	×

1. 誘発電位はさまざまな感覚刺激に伴って関連する神経路上から発現する電位変動である．

2. 誘発電位の記録では加算平均法が用いられる．

3. 記録すべき信号の振幅をS，ノイズの振幅をN，加算平均法における加算回数をn回とすると，$S/N=1/\sqrt{n}$ が成立する．

4. 術中神経モニタリングは手術合併症を回避するために行われる．

5. ABRの分析時間は100msである．

6. ABRはFz，A_1，A_2，Fpzに電極を装着する．

7. クリック音を用いることで，頂点の分離性が良好なABR波形が記録できる．

8. ABRのI波は蝸牛神経核由来である．

9. ABRのV波は内側膝状体由来である．

10. ABRのV波は自覚聴力閾値との相関がみられる．

11. ABR波形から脳幹機能障害の有無を推察できる．

12. ABRは小脳橋角部腫瘍の術中神経モニタリングで用いられる．

13. ABRは脳死判定に無用である．

14. 正中神経SEPにおいて体性感覚野を反映するのはN13である．

15. 電気刺激により生じたインパルスは後索-内側毛帯経路を上行する．

16. 術中神経モニタリングにおいてSEPは中心溝の同定に利用される．

A 1-○，2-○，3-○，4-○，5-×（10ms），6-×（Cz，A_1，A_2，Fpz），7-○，8-×（蝸牛神経（遠位端）），9-×（下丘），10-○，11-○，12-○，13-×（有用である），14-×（N20），15-○，16-○

17. パターンリバーサル刺激VEPでは視覚神経路の評価ができる. □ □

18. 術中神経モニタリングにおいてVEPは下垂体腫瘍の摘出手術で活用される. □ □

19. 事象関連電位はヒトの高次機能を電気生理学的に評価できる. □ □

20. P300は運動準備を反映する. □ □

B

1. 平均振幅が聴性脳幹反応(ABR)2μV, 脳波60μVの場合, 加算平均回数はどれか.
   □ ① 1
   □ ② 15
   □ ③ 30
   □ ④ 900
   □ ⑤ 3,600

2. 聴性脳幹反応(ABR)の起源で誤っているのはどれか.
   □ ① Ⅰ波 ——— 蝸牛神経
   □ ② Ⅱ波 ——— 蝸牛神経核
   □ ③ Ⅲ波 ——— 上オリーブ核
   □ ④ Ⅳ波 ——— 外側毛帯
   □ ⑤ Ⅴ波 ——— 内側膝状体

Ⓐ 17-○, 18-○, 19-○, 20-×(注意・認知機能)
Ⓑ 1-④(加算平均法ではシグナル(記録したい信号)をS[μV], ノイズをN[μV], 加算平均回数をn[回]とすると, 次の式が成立する(最もシンプルな数式).

$$\frac{S}{N} = \frac{1}{\sqrt{n}}$$

記録したいABR, すなわちSが2μV, 取り除きたい脳波, すなわちNが60μVを前述の式に代入し, 加算平均回数nを求めるとn=900[回]となる), 2-⑤
(ABRの起源は, Ⅰ波が蝸牛神経(遠位端), Ⅱ波が蝸牛神経核, Ⅲ波が上オリーブ核, Ⅳ波が外側毛帯, Ⅴ波が下丘, Ⅵ波が内側膝状体, Ⅶ波が聴放線である)

3．自覚聴力閾値とよく相関する聴性脳幹反応（ABR）の頂点はどれか．
- ☐ ① Ⅰ 波
- ☐ ② Ⅱ 波
- ☐ ③ Ⅲ 波
- ☐ ④ Ⅳ 波
- ☐ ⑤ Ⅴ 波

4．自動聴性脳幹反応（AABR）の目的はどれか．
- ☐ ① 伝音難聴の評価
- ☐ ② 先天性難聴児の発見
- ☐ ③ 耳小骨筋の評価
- ☐ ④ 詐病の鑑定
- ☐ ⑤ 聴神経腫瘍の診断

5．正中神経を手関節部で電気刺激することで記録できるのはどれか．
- ☐ ① 視覚誘発電位
- ☐ ② 聴性脳幹反応
- ☐ ③ 体性感覚誘発電位
- ☐ ④ 味覚誘発電位
- ☐ ⑤ 運動誘発電位

B 3-⑤（ABRのⅤ波の出現閾値は患者の自覚聴力閾値とよく相関する．この関係を利用して，ABRを用いた聴力検査が行われている），4-②（自動ABR（AABR）検査は新生児聴力スクリーニング検査の一つである．音圧35dBのクリック音が出力され，自動判定の結果はpass（正常）またはrefer（要検査）で表示される．先天性難聴児を生後6カ月以内に発見できれば，補聴器フィッティングなどにより聴覚と言語の発達を改善できるため，分娩施設の簡易検査として実施されている），5-③（体性感覚誘発電位（SEP）検査は末梢神経を電気刺激することにより，末梢神経→脊髄→脳幹→大脳皮質に到達する体性感覚路の評価ができる感覚誘発電位検査である．多くの場合，上肢は正中神経または尺骨神経，下肢は脛骨神経を電気刺激して，SEPを観察する）

D 睡眠ポリグラフィ

PSG検査

①PSG(終夜睡眠ポリグラフ)検査:
・左右の眼球運動(EOG)・頤筋の筋電図(EMG)・脳波(EEG)・心電図(ECG)・気流/胸腹壁の呼吸曲線(Resp.)・いびき・体動/体位・下肢の筋電図(EMG)・経皮的動脈血酸素飽和度(Sp_{O_2})などを一晩中連続同時記録し, ヒプノグラフ(睡眠経過図)作成や睡眠解析を行う. PSG検査により客観的で詳細な夜間の睡眠評価が可能.
・なお, ナルコレプシーなどでは昼間PSG検査が実施されるケースがある.
②PSG検査の脳波:
・10-20法の前頭部(F_3, F_4), 中心部(C_3, C_4), 後頭部(O_1, O_2)に装着し, 対側の乳様突起(M_1, M_2)を用いて単極導出する.
・睡眠段階の特徴はp.142参照.
③睡眠判定の指標:総睡眠時間(TST), 総記録時間(TRT), 入眠潜時(SL), REM潜時, 入眠後覚醒(WASO), 睡眠効率(SE), 覚醒反応指数(ArI)など.
④睡眠段階の判定:米国睡眠医学会(AASM)の睡眠および随伴イベントの判定法が用いられる.
⑤検査環境:患者が眠りやすい快適なベッド, 随伴イベントを記録するためのカメラ, マイクなどが常設された専用個室の検査室が理想.
⑥適応疾患:閉塞性睡眠時無呼吸(OSA)等の睡眠関連呼吸障害, CPAPのフォローアップ, ナルコレプシー, 睡眠関連てんかん,

睡眠時随伴症，周期性四肢運動異常など．

ヒプノグラフと各睡眠段階の特徴

①ヒプノグラフ（睡眠経過図）は縦軸がStage W（覚醒），Stage R（REM睡眠），Stage N1，Stage N2，Stage N3（計5段階），横軸が時間のグラフである．

②健常成人の睡眠はStage N1，Stage N2，Stage N3と徐々に移行し，その後，Stage Rが出現する（REM潜時：80〜100分）．non-REM睡眠とREM睡眠の周期はおよそ90分である．

③ヒプノグラフを観察することで睡眠の質を評価できる．

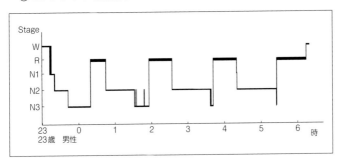

MSLT

①MSLT（睡眠潜時反復検査）は，9，11，13，15，17時と2時間おきに計5回睡眠潜時を記録する．MSLTを実施することで，昼間の眠気を客観的に評価できる．

②ナルコレプシー患者はMSLTの適応となる．

検査施設外睡眠検査（OCST）

①OCSTは閉塞性睡眠時無呼吸（OSA）の診断および治療効果判定のために行われる，携帯型生体信号・行動記録装置（PM）を利用した検査室外検査である．

②簡易PSG（簡易ポリグラフ）検査では，いびき，呼吸動態，心拍数，経皮的動脈血酸素飽和度（SpO_2）などを記録する．脳波や眼

球運動は記録しない.

アクチグラフ・睡眠日誌

アクチグラフや睡眠日誌は睡眠習慣や生活リズムを把握するもので, 概日リズム睡眠障害, 成人の不眠症や睡眠不足症候群, 慢性疲労症候群などの診断に用いられる.

睡眠障害

①睡眠障害はICSD-3により, 不眠症, 睡眠関連呼吸障害, 中枢性過眠症, 概日リズム睡眠・覚醒障害, 睡眠時随伴症, 睡眠関連運動障害, その他の睡眠障害に大別される.

②睡眠関連呼吸障害の90%以上を占めるのが閉塞性睡眠時無呼吸(OSA)であり, PSG検査または簡易ポリグラフ検査(OCST)で睡眠中のAHI(1時間あたりの無呼吸・低呼吸指数)またはRDI〔1時間あたりの無呼吸・低呼吸・RERA(呼吸努力関連覚醒)指数〕を評価する. 成人のAHIまたはRDIは<5が正常, 5〜15が軽症, 15〜30が中等症, 30<が重症. AHIが20以上のOSAの治療はCPAPが有効.

・タイトレーションはCPAP(持続陽圧呼吸療法)の際の適正圧の設定を意味し, 臨床検査技師が実施する. PSG検査下でのマニュアルタイトレーションが推奨されている.

③ナルコレプシーは睡眠発作, SOREMP(sleep onset REM period), 情動脱力発作(カタプレキシー), 入眠時幻覚が4主徴. 睡眠麻痺を伴う場合も多い. 1〜2泊でPSG検査を実施し, 翌日にMSLTを行い入眠潜時やREM潜時, REM睡眠の頻度と眠気度を総合的に評価する.

④レム睡眠行動障害(RBD)はStage Rでの悪夢によって引き起こされる. 殴る, 蹴る, 叫ぶなどの異常行動を引き起こす. PSG検査中のビデオ撮影が有効.

⑤むずむず脚症候群(レストレスレッグス症候群, RLS)では, PSG検査で前脛骨筋などの筋電図を同時記録する.

セルフ・チェック

A 次の文章で正しいものに○，誤っているものに×をつけよ．

<table>
<tr><td></td><td>○</td><td>×</td></tr>
<tr><td>1. PSG検査の脳波記録では乳様突起を基準電極とする．</td><td>□</td><td>□</td></tr>
<tr><td>2. ヒプノグラフは睡眠の質を評価できる．</td><td>□</td><td>□</td></tr>
<tr><td>3. 夜間の眠気の評価にはMSLTが用いられる．</td><td>□</td><td>□</td></tr>
<tr><td>4. 不眠症の検査ではアクチグラフが用いられる．</td><td>□</td><td>□</td></tr>
<tr><td>5. 臨床検査技師がマニュアルタイトレーションしCPAPの
適正圧を決定する．</td><td>□</td><td>□</td></tr>
<tr><td>6. AHIが10以上の閉塞性睡眠時無呼吸（OSA）は重症である．</td><td>□</td><td>□</td></tr>
</table>

B

1. PSG検査において記録しないのはどれか．
   - □ ① EEG
   - □ ② EMG
   - □ ③ EOG
   - □ ④ Pa_{O_2}
   - □ ⑤ Sp_{O_2}

2. ナルコレプシー患者に行われるのはどれか．2つ選べ．
   - □ ① アクチグラフ
   - □ ② 睡眠潜時反復検査（MSLT）
   - □ ③ 持続陽圧呼吸療法（CPAP）
   - □ ④ 終夜睡眠ポリグラフ（PSG）検査
   - □ ⑤ 検査施設外睡眠検査（OCST）

A 1-○，2-○，3-×（昼間の眠気），4-○，5-○，6-×（AHI30以上）
B 1-④，2-②と⑤

E その他の脳機能検査

学習の目標
□ 脳磁図検査（MEG）と臨床　　□ 光トポグラフィ検査
　応用　　　　　　　　　　　　　（NIRS）と臨床応用

1 脳磁図検査（MEG）

①脳磁図（magnetoencephalography；MEG）は，脳の電気的活動に伴って発現する変動磁場を，超伝導量子干渉素子（SQUID）を用いて計測する．髄膜，脳脊髄液，頭蓋骨，頭皮などの影響は受けない（減衰しない）．

②脳磁図（MEG）を用いて，脳波検査では検出がむずかしい異常神経活動の検出，てんかん焦点部位の同定を行うことができる．また，脳腫瘍患者の外科手術計画のために，一次運動野，一次感覚野，視覚野，言語野などの大脳皮質の位置の同定などを行う．

2 光トポグラフィ検査（NIRS）

①光トポグラフィ検査は近赤外線分光法（near infrared spectroscopy；NIRS）ともよばれる．

②近赤外光が頭蓋を通過し，主にヘモグロビンに吸収される性質をもつことを利用して，oxy Hb（酸素化ヘモグロビン），deoxy Hb（脱酸素化ヘモグロビン），total Hb（総ヘモグロビン）の変化を多点で，かつ，リアルタイムに近い時間解像度で測定できる手法である．

③大脳皮質の活動が高まった部位は脳血流が増加するため，oxy Hb（酸素化ヘモグロビン）濃度が増加する．

④臨床応用①：精神神経疾患領域への応用．言語流暢性課題を用いて，うつ病（大うつ病性障害），躁うつ病（双極性障害），統合失調症などの診断や治療効果の判定を行う．

⑤臨床応用②：言語優位野の判定（てんかん焦点の同定）．

セルフ・チェック

A 次の文章で正しいものに○，誤っているものに×をつけよ．

	○	×
1. MEGで用いられる磁気センサはホール素子である．	□	□
2. MEGは頭皮，頭蓋骨，脳脊髄液，髄膜などによって減衰する．	□	□
3. MEGを用いると頭皮上脳波では検出できない異常脳波を検出できる場合がある．	□	□
4. 脳の特定部位の活動が増すと，その部位の血流が増加する．	□	□
5. 言語流暢性課題による光トポグラフィ検査はうつ病や統合失調症の診断や治療効果判定に応用されている．	□	□

B

1．MEGで用いられる磁気センサはどれか．
- □ ① OCTOPUS
- □ ② SQUID
- □ ③ CRAB
- □ ④ SHRIMP
- □ ⑤ OYSTER

2．光トポグラフィ検査の計測対象はどれか．
- □ ① 脳電位
- □ ② 脳磁場
- □ ③ 血流量
- □ ④ ヘモグロビン量
- □ ⑤ 脳　圧

A 1-×（超伝導量子干渉素子（SQUID）），2-×（減衰しない），3-○，4-○，5-○
B 1-②（MEGは脳の電気的活動で生じる変動磁場を記録する．MEGは主として，てんかん診断，てんかん外科，脳科学研究分野で活用されている），2-④（光トポグラフィ検査は近赤外光を用いて酸素化ヘモグロビン（oxy Hb），脱酸素化ヘモグロビン（deoxy Hb），総ヘモグロビン（total Hb）の相対値を測定する）

10 筋電図検査

A 基礎

臨床的意義

末梢運動神経(二次運動ニューロン),末梢感覚神経,筋肉,一次運動ニューロンの評価など.

神経筋機能の基礎生理

①一次運動ニューロン:大脳運動野(第4野)→皮質脊髄路→錐体交叉→脊髄側索.

②二次運動ニューロン:脊髄前角細胞→末梢運動神経→神経筋接合部.

③運動単位:1つの脊髄前角細胞とそれによって支配される筋線維群.

④神経支配比(innervation ratio):1つの脊髄前角細胞が支配する筋線維数.繊細な動きを担う筋肉ほど少ない.

・眼輪筋:平均1~10本.

・ヒラメ筋:平均150本.

・第一背側骨間筋:平均340本.

・大腿四頭筋:平均500本.

・咬筋:平均640本.

・上腕二頭筋:平均750本.

・腓腹筋(内側部):平均1,800本,ほか.

⑤サイズの原理:力を入れるときにはサイズの小さな運動単位からはじまり,徐々に大きな運動単位に移行する現象.

⑥閾値：興奮を生じさせるために必要な刺激の最小値.

・運動閾値：末梢運動神経の電気刺激において運動が惹起される最小の電流値.

・感覚閾値：末梢感覚神経の電気刺激において感覚が発現する最小の電流値.

⑦軸索と髄鞘：軸索は興奮を伝導する導体であり，髄鞘は絶縁体（不導体）である.

・有髄神経：髄鞘と軸索をもつ.

・無髄神経：髄鞘はなく，軸索のみ.

⑧神経伝導様式：

・有髄神経：ランヴィエの絞輪間を跳躍伝導.

・無髄神経：軸索を逐次伝導.

⑨神経筋接合部の神経伝達物質：アセチルコリン.

⑩神経伝導速度：直径の太い神経ほど神経伝導速度が速い.

⑪末梢神経伝導の3原則：両方向伝導・不減衰伝導・絶縁伝導.

⑫末梢神経の活動電位：全か無かの法則に従う.

⑬筋収縮のメカニズム：ミオシンの間をアクチンが滑走（滑走説）.

 ## 3 筋電図・誘発電位検査装置（筋電計）

①筋電図・誘発電位検査装置：デジタル筋電図・誘発電位検査装置，デジタルME機器.

②刺激装置：電気刺激装置，音響刺激装置，視覚刺激装置など.

③スピーカー：記録波形を音としてスピーカー出力できる.

④筋電図・誘発電位検査装置は電極ボックス内で生体信号をA/D変換する.

 ## 4 電極

①普通針筋電図検査：ディスポーザブル同心型針電極または単極型針電極.

②神経伝導検査：ディスポーザブル皿電極.

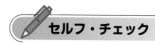

セルフ・チェック

A 次の文章で正しいものに○，誤っているものに×をつけよ．

	○	×
1. 脊髄前角細胞は一次運動ニューロンの一部である．	□	□
2. 運動単位とは1つの脊髄前角細胞とそれによって支配される筋線維群の総称である．	□	□
3. 神経支配比とは1つの脊髄前角細胞が支配する筋線維数である．	□	□
4. サイズの原理とは運動がサイズの小さな運動単位から大きな運動単位に移行する現象である．	□	□
5. 閾値とは興奮を生じさせるために必要な刺激の最小値である．	□	□
6. 有髄神経では髄鞘間を跳躍伝導する．	□	□
7. 神経筋接合部の神経伝達物質はドパミンである．	□	□
8. 直径の細い神経ほど神経伝導速度が速い．	□	□
9. 末梢神経伝導の3原則は両方向伝導・不減衰伝導・絶縁伝導である．	□	□
10. ミオシンの間をアクチンが滑走することで筋収縮が起こる．	□	□

B

1. 運動単位でないのはどれか．
    - □ ① ベッツ細胞
    - □ ② 脊髄前角細胞
    - □ ③ 末梢運動神経
    - □ ④ 神経筋接合部
    - □ ⑤ 筋線維

A 1-×(二次運動ニューロン)，2-○，3-○，4-○，5-○，6-×(ランヴィエの絞輪間)，7-×(アセチルコリン)，8-×(直径の太い神経ほど速い)，9-○，10-○
B 1-①(運動単位は1つの脊髄前角細胞とそれによって支配される筋線維群である．ベッツ細胞またはベッツ巨細胞は大脳皮質一次運動野に存在する運動神経細胞である)

2．神経支配比が最も小さいのはどれか．
- □ ① 咬筋
- □ ② 眼輪筋
- □ ③ 腓腹筋
- □ ④ 大腿四頭筋
- □ ⑤ 上腕二頭筋

3．小さな運動単位から徐々に大きな運動単位が発動していく筋収縮の過程を表すのはどれか．
- □ ① アルキメデスの原理
- □ ② サイズの原理
- □ ③ パスカルの原理
- □ ④ 近接作用の原理
- □ ⑤ てこの原理

4．神経筋接合部で放出される神経伝達物質はどれか．
- □ ① アセチルコリン
- □ ② アドレナリン
- □ ③ セロトニン
- □ ④ ドパミン
- □ ⑤ γ-アミノ酪酸

B 2-②（神経支配比は1つの脊髄前角細胞が支配する筋線維数である．おおよそ咬筋は640本，眼輪筋は1〜10本，腓腹筋は1,800本，大腿四頭筋は500本，上腕二頭筋は750本である），3-②（筋が収縮する場合，まず収縮力の弱いサイズの小さな運動単位から収縮し，徐々に収縮力の強いサイズの大きな運動単位に移行していく現象がサイズの原理である），4-①（神経筋接合部の伝達物質はアセチルコリンである）

5．末梢神経について正しいのはどれか．
- □ ① 神経線維の直径が細いほど伝導速度が速い．
- □ ② 体温が低いほど伝導速度が速い．
- □ ③ 髄鞘の電気抵抗は低い．
- □ ④ 活動電位の発生は全か無かの法則に従う．
- □ ⑤ 有髄神経の伝導様式は逐次伝導である．

6．神経興奮伝導の3原則はどれか．2つ選べ．
- □ ① 絶縁伝導
- □ ② 跳躍伝導
- □ ③ 片側性伝導
- □ ④ 不減衰伝導
- □ ⑤ 逐次伝導

7．運動閾値の説明はどれか．
- □ ① 小さな刺激をはじめて感じる1つ手前の感じない電流値
- □ ② 小さな刺激をはじめて感じる電流値
- □ ③ わずかに筋収縮が起こる1つ手前の感じない電流値
- □ ④ わずかに筋収縮が起こる電流値
- □ ⑤ 筋肉が最大収縮する電流値

B 5-④（①神経線維の直径が太いほど伝導速度が速い，②体温が低いほど伝導速度が遅くなる，③髄鞘の電気抵抗は高い（絶縁体），⑤有髄神経の伝導様式は跳躍伝導である），6-①と④（末梢神経伝導の3原則は両方向伝導，不減衰伝導，絶縁伝導である．神経線維の伝導様式は有髄神経が跳躍伝導，無髄神経が逐次伝導である），7-④（閾値は興奮を生じさせるために必要な刺激の最小値である．運動閾値は筋収縮が起こる最小の電流値である）

B　針筋電図検査

普通針筋電図検査

①対象とする筋肉に針電極を刺入し，直接，筋放電を記録する．

②針筋電図検査の検査者：針筋電図検査は医師が実施する．臨床検査技師は法的に実施できない．

普通針筋電図検査の正常所見

筋電図検査においては，安静時（筋弛緩時），随意弱収縮時，随意最大収縮時を1セットとしてさまざまな筋肉を評価する．

①安静時筋電図：針先を止めていれば，筋放電はみられない．針先を動かせば刺入電位がみられる．

・時に，神経電位，運動終板雑音がみられることがある．

②随意弱収縮時筋電図：運動単位電位（MUP）が出現する．

・運動単位電位（MUP）：1つの運動単位が発火し発生する電位．発火頻度5〜15Hz，二〜三相性，数百μV〜数mV（およそ1mV），持続時間5〜15ms．

③随意最大収縮時筋電図：完全干渉波形がみられる．

普通針筋電図検査の異常所見

1．安静時筋電図の異常所見

①線維自発電位（fibrillation potential）．

②陽性鋭波（positive sharp wave）：

・脱神経電位（denervation potential）：線維自発電位と陽性鋭波か

らなる．神経原性疾患で出現．ただし，筋原性疾患でもみられる場合がある．

③線維束自発電位（fasciculation potential）：筋萎縮性側索硬化症（ALS）などの神経原性疾患で出現．

④ミオトニー電位（myotonic discharge）：筋強直性ジストロフィや筋強直症などの筋原性疾患で出現．

・聞こえる音：急降下爆撃音またはモーターバイクサウンドともいう．

2．随意収縮時の異常所見

①高振幅長持続電位：神経原性疾患で出現．

・運動単位電位（MUP）は1mV程度だが，高振幅長持続電位は5〜10mV前後．

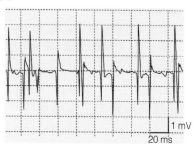

②低振幅短持続電位：筋原性疾患で出現．

③多相性電位：神経原性疾患，筋原性疾患，末梢神経障害で出現．

④不完全干渉波形：神経原性疾患で出現．

4 筋萎縮性側索硬化症（ALS）
（神経原性疾患の代表的なもの）

運動ニューロン疾患（motor neuron disease；MND）で，外眼筋を除く全身の筋萎縮，四肢の脱力が徐々に進行し障害される．一般的に中年以降に発病し，きわめて予後不良．

1．安静時針筋電図所見

①線維束自発電位（＋）．

②線維自発電位または陽性鋭波（−〜±）．

2．随意弱収縮〜随意最大収縮時針筋電図所見

①高振幅長持続電位（＋）．

②高振幅な不完全干渉波形（＋）：随意最大収縮時.

5 多発性筋炎，進行性筋ジストロフィ（筋原性疾患の代表的なもの）

多発性筋炎（PM）は主に体幹や四肢近位筋，頸筋などの筋力低下をきたす自己免疫性炎症性筋疾患である.

進行性筋ジストロフィのなかで針筋電図検査で特徴的な所見を示すのが筋強直性ジストロフィ（DM）である. 筋強直性ジストロフィは常染色体顕性（優性）疾患で，筋収縮後にすみやかに弛緩できないミオトニア（myotonia）がみられる.

1．安静時針筋電図所見

①線維自発電位または陽性鋭波（−〜±）：多発性筋炎，進行性筋ジストロフィ（デュシェンヌ型，ベッカー型）.

②ミオトニー電位（＋）：筋強直性ジストロフィ（DM）.

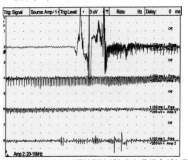

線維自発電位または陽性鋭波がみられる場合がある.

2．随意弱収縮〜随意最大収縮時針筋電図所見

多発性筋炎，進行性筋ジストロフィ，筋強直性ジストロフィに共通してみられる.

①低振幅短持続電位（＋）.

②低振幅な完全干渉波形（＋）：随意最大収縮時.

③急速動員または早期動員（＋）.

6 単一筋線維筋電図検査（シングルファイバーEMG）

1．意義と評価

①単一筋線維筋電図検査は，同一の運動単位に属する2本の筋線維の電位を一対として記録し，その一方をトリガーとして jitter（ジッター，筋線維の活動電位の揺らぎ）を記録する．jitter は健常者でもみられる．

②複数の jitter の差分の平均値である MCD（mean consecutive difference）を評価する．健常者の jitter のバラつきは小さく，MCD はおよそ20 μs である．

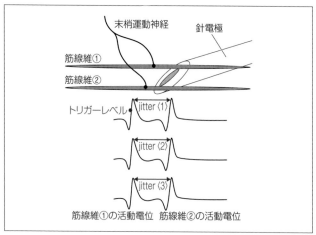

MCDは図のjitter〈1〉とjitter〈2〉の差分，jitter〈2〉とjitter〈3〉の差分…の平均値．

2．臨床応用

①単一筋線維筋電図検査は，神経筋接合部の異常が疑われる疾患が適応となる．

②重症筋無力症（MG）では jitter の増大（MCD が50 μs 以上）またはブロッキング現象（筋活動電位の消失）がみられる．

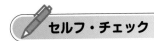 **セルフ・チェック**

A 次の文章で正しいものに○，誤っているものに×をつけよ.

	○	×
1. 臨床検査技師は普通針筋電図用針電極を筋に刺入できる.	□	□
2. 弛緩した健常者の筋肉内で針電極を静止させたとき，筋放電はみられない.	□	□
3. 弛緩した健常者の筋肉内に針電極を刺入すると，それと一致した刺入電位がみられる.	□	□
4. 随意弱収縮時の健常者の筋肉に針電極を刺入したとき，運動単位電位がみられる.	□	□
5. 同一の運動単位が発火したときにみられる運動単位電位の形状は同じである.	□	□
6. 随意最大収縮時の健常者の筋肉に針電極を刺入すると不完全干渉波形がみられる.	□	□
7. 安静時普通針筋電図検査でみられる線維自発電位は異常所見である.	□	□
8. 安静時普通針筋電図検査でみられる陽性鋭波は異常所見である.	□	□
9. 線維自発電位と陽性鋭波は脱神経電位とよばれる.	□	□
10. 線維自発電位と陽性鋭波は筋原性疾患ではみられない.	□	□
11. 筋萎縮性側索硬化症は神経原性疾患である.	□	□
12. 筋萎縮性側索硬化症の安静時針筋電図では線維束自発電位がみられる.	□	□
13. 筋萎縮性側索硬化症の随意弱収縮時針筋電図では低振幅短持続電位がみられる.	□	□
14. 筋萎縮性側索硬化症の随意最大収縮時針筋電図では完全干渉波形がみられる.	□	□
15. 進行性筋ジストロフィは神経原性疾患である.	□	□

A 1-×（刺入できない），2-○，3-○，4-○，5-○，6-×（完全干渉波形），7-○，8-○，9-○，10-×（みられることがある），11-○，12-○，13-×（高振幅長持続電位），14-×（不完全干渉波形），15-×（筋原性疾患）

16. 筋強直性ジストロフィの安静時針筋電図ではミオトニー
　　電位がみられる.　　　　　　　　　　　　　　　　□　□

17. ミオトニー電位をスピーカーから出力すると急降下爆撃
　　音を呈する.　　　　　　　　　　　　　　　　　　□　□

18. 筋強直性ジストロフィの随意最大収縮時針筋電図では低
　　振幅短持続電位がみられる.　　　　　　　　　　　□　□

19. 筋強直性ジストロフィの随意最大収縮時針筋電図では不
　　完全干渉波形がみられる.　　　　　　　　　　　　□　□

20. 神経筋接合部障害があると単一筋線維筋電図検査でジッ
　　ターの増大およびブロッキング現象がみられる.　□　□

B

1. 普通針筋電図検査について誤っているのはどれか.
　□　① ディスポーザブル針電極を用いる.
　□　② 臨床検査技師が検査する.
　□　③ 運動単位電位が記録できる.
　□　④ 筋肉内の筋放電を直接記録する.
　□　⑤ 安静時, 随意弱収縮時, 随意最大収縮時が1セットである.

2. 正常な運動単位電位(MUP)の特徴として誤っているのはどれか.
　□　① 発火頻度　————　5〜15Hz
　□　② 位相　————　二〜三相性
　□　③ 持続時間　————　5〜15ms
　□　④ 振幅　————　数百μV〜数mV
　□　⑤ 収縮力を増大　———　MUP減少

A　16-○, 17-○, 18-○, 19-×(完全干渉波形), 20-○
B　1-②(針筋電図検査は医師が実施する. 臨床検査技師は法的に実施できない), 2-⑤(健常筋において, 筋収縮を次第に強くしていくと, 発動する運動単位電位(MUP)が増加していき, 随意最大収縮時に達する頃には干渉波形を形成する)

3. 筋萎縮性側索硬化症の普通針筋電図検査所見で正しいのはどれか. 2つ選べ.
   - ☐ ① 線維束自発電位がみられる.
   - ☐ ② 低振幅短持続電位がみられる.
   - ☐ ③ 不完全干渉波形がみられる.
   - ☐ ④ ミオトニー電位がみられる.
   - ☐ ⑤ 早期動員がみられる.

4. 筋強直性ジストロフィの安静時普通針筋電図検査所見で正しいのはどれか.
   - ☐ ① ミオトニー電位
   - ☐ ② 高振幅長持続電位
   - ☐ ③ 多相性電位
   - ☐ ④ 干渉波形
   - ☐ ⑤ 線維束自発電位

5. 37歳女性. 筋力低下, 易疲労性が主訴で来院した. 眼瞼下垂がみられ, 単一筋線維筋電図検査でジッターの増大がみられた. 考えられるのはどれか.
   - ☐ ① 慢性炎症性脱髄性多発神経炎
   - ☐ ② Guillain-Barré症候群
   - ☐ ③ 筋萎縮性側索硬化症
   - ☐ ④ 重症筋無力症
   - ☐ ⑤ 筋強直性ジストロフィ

B 3-①と③(筋萎縮性側索硬化症(ALS)の普通針筋電図検査の所見は, 安静時に線維束自発電位(筋の観察では筋線維攣縮がみられる), 随意収縮時に高振幅長持続電位, 最大収縮に不完全干渉波形), 4-①(筋強直性ジストロフィの普通針筋電図検査の所見は, 安静時にミオトニー電位(音は急降下爆撃音またはモーターバイクサウンド), 随意収縮時に低振幅短持続電位, 随意最大収縮時に完全干渉波形. 筋萎縮により, 一つ一つの運動単位の収縮力が低下するため, 弱い筋収縮で干渉波形が発現する早期動員がみられる), 5-④(単一筋線維筋電図検査では発火間隔のばらつきをみることで, 神経筋接合部を評価できる. 神経筋接合部の伝達が不安定になるとジッターが増大し, さらに悪化するとブロッキング現象がみられる. 重症筋無力症, Lambert-Eaton筋無力症候群の診断に単一筋線維筋電図検査は有用である)

C　神経伝導検査 (NCS)

神経伝導検査の種類

運動神経伝導検査，F波伝導検査，感覚神経伝導検査がある.

神経伝導検査の電気刺激

運動神経刺激では最大上電気刺激を行う. 刺激電極の陰極の直下に刺激インパルスが発現する.

神経伝導検査に影響を及ぼす因子

①神経伝導検査における患者の皮膚温度の下限値は32℃.
・32℃以下では神経伝導速度が低下，複合筋活動電位 (CMAP) の振幅が増大.
②6歳未満は年齢ごとの基準範囲で評価.
③6歳以上は成人と同等の基準範囲で評価可能.

運動神経伝導検査 (MCS)

運動神経伝導検査は，末梢の電気刺激部位から遠位方向に刺激インパルスが伝導することで発現する複合筋活動電位 (CMAP, M波ともよぶ) を記録する.

1. 測定方法

①運動神経を電気刺激して，筋放電の複合筋活動電位 (CMAP) を記録する.

②2点刺激が不可欠：複合筋活動電位（CMAP）の遠位潜時には運動
神経伝導時間のほかに，神経終末のアセチルコリン放出時間，神
経筋接合部のシナプス伝達時間，筋収縮時間などが含まれる．こ
れらを相殺し，運動神経伝導時間のみを得るため．

③刺激強度：最大上電気刺激．

④電極配置法：筋腹-腱（belly-tendon）法．

・正中神経刺激は短母指外転筋，尺骨神経刺激は小指外転筋，脛骨
神経刺激は母趾外転筋．

⑤正中神経の遠位部刺激部位は手関節部正中神経，近位部刺激部位
は肘部正中神経である．

⑥接地電極（アース）は刺激電極と記録電極の間に装着する（ほかの
神経伝導検査についても同様）．

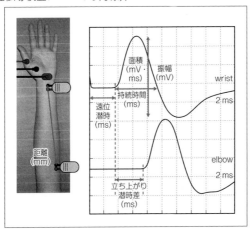

2．評価

①記録した2つの複合筋活動電位（CMAP）の遠位潜時，形態，面
積，立ち上がり潜時差，運動神経伝導速度（MCV）などを総合的
に評価する．

②運動神経伝導速度（m/s）の算出：遠位部陰極部から近位部陰極
部までの距離（mm）を2つの複合筋活動電位（CMAP）の立ち上が
り潜時差（ms）で除して求める．

③上肢の正中神経または尺骨神経の基準範囲：50〜70m/s．

④下肢の脛骨神経または腓骨神経の基準範囲：40〜60m/s．

⑤慢性炎症性脱髄性多発神経炎（CIDP），Guillain-Barré（ギラン・バレー）症候群，糖尿病性神経障害などの末梢神経障害の詳細な評価ができる．

5 F波伝導検査

F波伝導検査では，末梢運動神経の電気刺激部位から近位方向（逆行性）に刺激インパルスが伝導し，まれな条件下で脊髄前角細胞が自己興奮し，それが遠位方向に伝導して発現するF波を記録する．

1．測定方法

①運動神経を電気刺激して，筋放電のF波を記録する．複合筋活動電位（CMAP）を同時記録する．

②1点刺激．

③刺激強度：最大上電気刺激．

④電極配置法：筋腹-腱（belly-tendon）法．

⑤正中神経では手関節部正中神経を電気刺激する．

・刺激電極の極性：陰極が体幹方向．

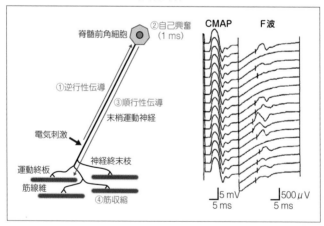

2．評価

①脊髄前角細胞の自己興奮に要する時間：1ms．

②F波の特徴：複合筋活動電位（CMAP）の後方に潜時不定，形態不定で出現．

③正中神経でのF波潜時：23〜29ms，出現率50％．

④脛骨神経でのF波潜時：45〜50ms，出現率100％．

⑤F波検査は患者が覚醒している状態で実施する．

⑥Guillain-Barré症候群ではF波潜時の遅延またはF波消失がみられる．

6 感覚神経伝導検査（SCS）

感覚神経伝導検査は感覚情報の伝導方向と一致した順行性記録法と正反対の逆行性記録法に大別される．

1．順行性記録法と逆行性記録法

①順行性記録法：末梢から中枢に刺激インパルスが伝導する状態を直接的に評価．

・感覚神経活動電位（SNAP）の振幅は小さい：加算平均処理が必要．記録電極や刺激電極の着脱が煩雑．

②逆行性記録法：運動神経伝導検査と同一部位で電気刺激ができ，刺激強度も運動神経伝導検査に準ずればよい．初心者でも導出しやすい．

・感覚神経活動電位（SNAP）の振幅は大きい：加算平均処理は不要．感覚神経活動電位（SNAP）に複合筋活動電位（CMAP）が重畳する場合がある．

2．測定方法（逆行性記録法）

①感覚神経を電気刺激して，感覚神経活動電位（SNAP）を記録する．

②1点刺激で記録できる：2点刺激は不要．

③刺激強度：最大上電気刺激に近い大きな刺激〔運動神経伝導検査（MCS）の最大上電気刺激の強度を参考〕．

神経系検査の国家試験の出題傾向

臨床生理学分野の一部として出題されます．国家試験の出題は年度によって異なりますが，おおよそ，神経・末梢神経・中枢神経などの基礎が1〜2問，脳波の基礎が1問，異常脳波が1問，ABRが1問，誘発筋電図（神経伝導検査）および異常誘発筋電図が1問，その他（脳磁図・光トポグラフィ・経頭蓋磁気刺激，ほか）が0〜1問といった配分です．したがって，まんべんなく関連知識をおさえることが大切です．

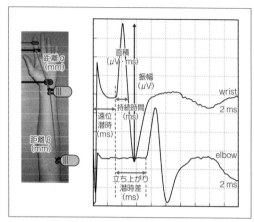

逆行性記録法

3. 評価（逆行性記録法）

①記録した感覚神経活動電位（SNAP）の遠位潜時, 形態, 面積, 立ち上がり潜時差, 感覚神経伝導速度（SCV）などを総合的に評価する.

②感覚神経伝導速度（m/s）の算出:

・遠位部: 遠位部陰極部から第2指リング電極（陰極）までの距離α（mm）を遠位部の感覚神経活動電位（SNAP）の遠位潜時（立ち上がり潜時）（ms）で除して求める.

・近位部: 遠位部陰極部から近位部陰極部までの距離β（mm）を2つの感覚神経活動電位（SNAP）の立ち上がり潜時差（ms）で除して求める.

③上肢の正中神経または尺骨神経の基準範囲: 50〜70 m/s.

④下肢の脛骨神経または腓骨神経の基準範囲: 40〜60 m/s.

⑤慢性炎症性脱髄性多発神経炎（CIDP）, Guillain-Barré 症候群, 糖尿病性神経障害などの末梢神経障害では, たやすく感覚神経伝導速度が測定不能になったり, 感覚神経活動電位（SNAP）の振幅が低下, 消失する.

末梢神経障害

①軸索変性：複合筋活動電位（CMAP）の振幅低下，遠位潜時は基準範囲内．

②節性脱髄：伝導ブロック，異常な時間的分散，伝導速度低下，被刺激閾値の上昇．

③慢性炎症性脱髄性多発神経炎（CIDP）：2カ月以上にわたり左右対称性に運動神経と感覚神経が侵される多発神経炎で，末梢神経において脱髄を繰り返す慢性疾患．
- 運動神経伝導速度（MCV）および感覚神経伝導速度（SCV）が顕著に低下．

④Guillain-Barré症候群（GBS）：運動神経障害を主症状とする急性炎症性脱髄性多発神経炎（AIDP）．20歳代の男性に多く，左右対称の四肢麻痺を呈する．自己免疫応答が原因．
- 運動神経伝導速度（MCV）が低下．
- 感覚神経障害は正常〜ごくごく軽度．

⑤糖尿病性多発ニューロパチー：神経細胞内に蓄積されるソルビトールによる神経障害．グローブ＆ソックスタイプの多発神経炎を呈する．
- 進行すると，腓腹神経の感覚神経活動電位（SNAP）が導出不能になりやすい．

⑥絞扼性末梢神経障害：単一の末梢神経の特定部位で，物理的障害により発症．

> 手根管症候群（CTS）：手掌の手根管で正中神経が圧迫されることにより発症．正中神経MCSでの手首刺激の遠位潜時，正中神経の遠位（指-手首間）SCS，環指比較法（ring finger method）が診断に有用．
> - 肘部管症候群：肘関節の内側の肘部管で尺骨神経が障害．
> - 腓骨神経麻痺：骨頭で腓骨神経が障害．

⑦シャルコー・マリー・トゥース病（CMT）：四肢（特に下肢遠位部が顕著）の筋力低下と軽度感覚障害を呈する緩徐進行性の遺伝性ニューロパチー．運動神経伝導速度（MCV）が38m/s未満の脱髄型CMTと，それ以上の軸索型CMTに大別される．正中神経刺激の複合筋活動電位（CMAP）の振幅低下や，ほかの末梢神経刺激で軸索障害または脱髄性障害を呈しやすい．

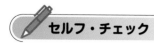

セルフ・チェック

A 次の文章で正しいものに○，誤っているものに×をつけよ．

	○	×
1. 神経伝導検査は末梢神経障害を評価できる．	□	□
2. 刺激電極の陰極の直下に刺激インパルスが発生する．	□	□
3. 運動神経伝導検査の刺激強度は最大電気刺激である．	□	□
4. 運動神経伝導検査の記録電極は筋腹上に2cm離して装着する．	□	□
5. 運動神経伝導検査は2点刺激が必須である．	□	□
6. 運動神経伝導検査では複合筋活動電位（CMAP）を記録する．	□	□
7. 複合筋活動電位の頂点潜時を用いて運動神経伝導速度を算出する．	□	□
8. 上肢の正中神経の運動神経伝導速度の基準範囲は20～40m/sである．	□	□
9. F波伝導検査の刺激強度は最大上電気刺激である．	□	□
10. 脊髄前角細胞の自己興奮に要する時間は10msである．	□	□
11. F波は複合筋活動電位の後方に出現する．	□	□
12. F波は再現性がない．	□	□
13. 順行法の感覚神経伝導検査では加算平均処理が必要である．	□	□
14. 逆行法の感覚神経伝導検査では複合筋活動電位の重畳が問題となる場合がある．	□	□
15. 感覚神経伝導検査では複合筋活動電位（CMAP）の記録を行う．	□	□
16. 軸索変性が起きると神経伝導速度が低下する．	□	□
17. 節性脱髄が起きると異常な時間的分散がみられる．	□	□
18. 慢性炎症性脱髄性多発神経炎では神経伝導速度が上昇する．	□	□

A 1-○，2-○，3-×（最大上電気刺激），4-×（筋腹-腱法に従って装着），5-○，6-○，7-×（立ち上がり潜時差），8-×（50～70m/s），9-○，10-×（1ms），11-○，12-○，13-○，14-○，15-×（感覚神経活動電位（SNAP）），16-×（軸索変性では複合筋活動電位の振幅が低下），17-○，18-×（低下）

19. Guillain-Barré症候群では感覚神経伝導速度の低下が特
　　徴的である． □ □
20. 糖尿病性神経障害はグローブ＆ソックスタイプの多発神
　　経炎を呈する． □ □

B

1. 神経伝導検査（NCS）の刺激強度はどれか．
　□ ① 感覚閾値電気刺激
　□ ② 運動閾値電気刺激
　□ ③ 弱電気刺激
　□ ④ 最大電気刺激
　□ ⑤ 最大上電気刺激

2. 正中神経の運動神経伝導検査に用いる筋はどれか．
　□ ① 第1背側骨間筋
　□ ② 短母指屈筋
　□ ③ 短母指外転筋
　□ ④ 小指外転筋
　□ ⑤ 小指対立筋

3. 正中神経刺激の運動神経伝導速度（MCV）の基準範囲はどれか．
　□ ① 0.5〜0.7mm/s
　□ ② 50〜70mm/s
　□ ③ 5.0〜7.0m/s
　□ ④ 50〜70m/s
　□ ⑤ 50〜70km/h

A 19-×（運動神経伝導速度の低下），20-○
B 1-⑤（神経伝導検査における刺激強度は最大上電気刺激である．対象とするすべての筋線維が興奮する強度が最大刺激であり，それよりも大きな刺激という意である），2-③（正中神経刺激の運動神経伝導検査では記録電極を短母指外転筋に装着する），3-④（正中神経刺激の運動神経伝導検査で記録できる運動神経伝導速度の基準範囲は50〜70m/sである．単位はとても大切であり，数字だけでなく単位を一緒に覚えておかなければならない）

4．複合筋活動電位の遠位潜時に**含まれない**のはどれか．
　　□　① 脊髄前角細胞の興奮時間
　　□　② 運動神経伝導時間
　　□　③ 神経終末のアセチルコリン放出時間
　　□　④ 神経筋接合部のシナプス伝達時間
　　□　⑤ 筋収縮時間

5．F波伝導検査について正しいのはどれか．
　　□　① F波は複合筋活動電位より潜時が速い．
　　□　② F波は複合筋活動電位より振幅が大きい．
　　□　③ F波伝導検査は睡眠下で実施する．
　　□　④ 下肢の神経刺激ではF波はみられない．
　　□　⑤ F波の形状は毎回異なる．

6．脛骨神経刺激のF波の発現頻度はどれか．
　　□　① 10％以上
　　□　② 20％以上
　　□　③ 50％以上
　　□　④ 80％以上
　　□　⑤ 100％

B　4-①（複合筋活動電位（CMAP）の遠位潜時には運動神経伝導時間，神経終末のアセチルコリン放出時間，神経筋接合部のシナプス伝達時間，筋収縮時間などさまざまな要因が含まれている），5-⑤（F波とは，末梢運動神経を逆行した刺激インパルスが脊髄前角細胞自己興奮（非常にまれな現象）を引き起こし，それが順行性に伝導して筋収縮が起こる現象である．F波伝導検査において，自己興奮する脊髄前角細胞は毎回異なるため，その時々でF波の形状や潜時は異なる），6-⑤（F波の出現頻度は上肢の神経刺激が50％以上，下肢の神経刺激が100％である．脛骨神経は下肢の神経伝導検査に利用する代表的な神経である）

7. 逆行法の感覚神経伝導検査について正しいのはどれか.
　　☐ ① 指に装着したリング電極が記録電極である.
　　☐ ② 接地電極は対側の掌に装着する.
　　☐ ③ 複合筋活動電位を記録する.
　　☐ ④ 弱電気刺激を行う.
　　☐ ⑤ 加算平均処理が必要である.

8. 節性脱髄の所見でないのはどれか.
　　☐ ① 伝導ブロック
　　☐ ② アセチルコリン減少
　　☐ ③ 被刺激閾値上昇
　　☐ ④ 伝導速度低下
　　☐ ⑤ 異常な時間的分散

B 7-①（②接地電極（アース）は刺激電極と記録電極の間に装着する，③感覚神経活動電位（SNAP）を記録する，④最大上電気刺激に近似する強度で検査を行う，⑤順行法は電位が小さいため加算平均処理が必要であるが，逆行法は感覚神経活動電位を大きく記録できるため不要である），8-②（節性脱髄（単に脱髄）が起きると，伝導ブロック，被刺激閾値上昇，伝導速度低下，異常な時間的分散がみられる）

D その他の誘発筋電図検査

学習の目標

☐ H反射　　　　　　　　☐ 反復神経刺激検査（RNS）
　　　　　　　　　　　　　　と神経筋接合部の評価

1 H反射

　H反射は脛骨神経を弱電気刺激することにより，下腿三頭筋で良好に出現する反応である．

①刺激強度：弱電気刺激〔group Ia線維（感覚神経）のみを興奮させるため〕．刺激強度を増大させると，α運動線維（運動神経）が興奮し，その逆行性インパルスとH反射を反映する刺激インパルスが衝突する．そのため，H反射の振幅が低下し，やがて消失する．

②group Ia線維（感覚神経）→脊髄で単シナプス反射→α運動線維→筋収縮の過程を経て発現する反応である．

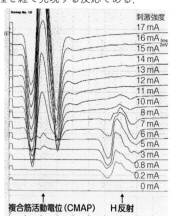

③H/M比：H波とM波（CMAP）の最大振幅の比.
・痙性麻痺：H/M比が増大.
・末梢神経障害：H/M比が低下または導出不能.

2 反復神経刺激検査（RNS）

神経筋接合部の評価が目的の検査法.

1．測定方法

　①運動神経を電気刺激して，筋放電の複合筋活動電位（CMAP）を時系列記録する.

　②刺激強度：最大上電気刺激.

　③電極配置法：筋腹-腱（belly-tendon）法.

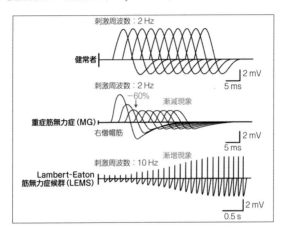

2．評価

（1）重症筋無力症（MG）

　①RNSで漸減現象.

　②特徴：特に同じ筋肉を何回も動かしていると力が出なくなる.

　③テンシロンテスト：一過性の症状改善.

（2）Lambert-Eaton筋無力症候群（LEMS）

　①RNSで漸増現象.

　②近年は肺小細胞がんに伴う傍腫瘍性神経症候群の一つとされる.

　③特徴：筋肉を継続して収縮させることで筋の脱力が改善.

（3）筋萎縮性側索硬化症（ALS）

　①RNSで漸減現象. ALSの漸減現象陽性率はMGより高い.

　②下位運動ニューロン障害に伴う神経終板の伝達安定性の低下が，RNSでみられる漸減現象に関連する.

セルフ・チェック

A 次の文章で正しいものに○，誤っているものに×をつけよ．

	○	×
1. H反射は脛骨神経を弱電気刺激することで下腿三頭筋で良好に出現する反応である．	□	□
2. H反射は多シナプス反射である．	□	□
3. H反射はgroup Ia線維のみを興奮させるため最大上電気刺激を行う．	□	□
4. 電気刺激強度の上昇に伴ってH反射は減衰・消失する．	□	□
5. H反射は一定の刺激下で安定して出現する．	□	□
6. 反復神経刺激検査では弱電気刺激を行う．	□	□
7. 反復神経刺激検査を行うことで神経筋接合部の評価ができる．	□	□
8. 重症筋無力症では反復神経刺激検査で漸増現象がみられる．	□	□
9. Lambert-Eaton筋無力症候群では高頻度の反復神経刺激検査で漸増現象がみられる．	□	□
10. Lambert-Eaton筋無力症候群は肺小細胞がんの随伴症状の一つである．	□	□

B

1．H反射について正しいのはどれか．2つ選べ．
- □ ① 単シナプス反射である．
- □ ② 最大上電気刺激を行う．
- □ ③ 脊髄前角細胞が自己興奮し発現する．
- □ ④ グループIa線維が興奮する．
- □ ⑤ H波は複合筋活動電位よりも潜時が短い．

A 1-○，2-×（単シナプス反射），3-×（弱電気刺激），4-○，5-○，6-×（最大上電気刺激），7-○，8-×（漸減現象），9-○，10-○

B 1-①と④（H反射は単シナプス反射である．H反射を記録する場合，弱電気刺激を行い感覚神経の group Ia線維のみを興奮させる．刺激強度を徐々に上昇させると，運動神経のα運動線維が興奮するため，H反射の振幅は低下し，やがて消失する．H反射は複合筋活動電位の後方に出現する）

2．H反射の電気刺激強度はどれか．
- ☐ ① 感覚閾値電気刺激
- ☐ ② 運動閾値電気刺激
- ☐ ③ 弱電気刺激
- ☐ ④ 最大電気刺激
- ☐ ⑤ 最大上電気刺激

3．反復神経刺激検査で漸減現象が観察された．考えられるのは
どれか．2つ選べ．
- ☐ ① 糖尿病
- ☐ ② 筋萎縮性側索硬化症
- ☐ ③ Lambert-Eaton筋無力症候群
- ☐ ④ 重症筋無力症
- ☐ ⑤ ベル麻痺

4．高頻度の反復神経刺激検査で漸増現象が観察された．考えら
れるのはどれか．
- ☐ ① 肺小細胞がん
- ☐ ② 大細胞がん
- ☐ ③ 腺がん
- ☐ ④ 扁平上皮がん
- ☐ ⑤ 転移性肺がん

B 2-③（H反射を記録する場合，弱電気刺激を行う．刺激強度が大きいとH反射は消失する），3-②と④（筋萎縮性側索硬化症患者および重症筋無力症患者に反復神経刺激検査を実施すると，健常者ではみられない漸減現象が観察される），4-①（Lambert-Eaton筋無力症候群患者に高頻度の反復神経刺激検査を実施すると，健常者ではみられない漸増現象が観察される．Lambert-Eaton筋無力症候群は肺小細胞がん（SCLC）でみられやすい傍腫瘍性神経症候群である）

E 運動誘発電位（MEP）

運動誘発電位（MEP）

①大脳皮質運動野を磁気または電気で刺激して，四肢の筋肉から誘発される反応である．

②運動誘発電位（MEP）を用いることで大脳から脊髄までの中枢神経の上位運動ニューロンを評価できる唯一の検査である．

経頭蓋磁気刺激（TMS）検査

磁気刺激コイルを用いて，大脳皮質運動野または脊髄などを刺激し，四肢の筋肉からMEPを誘発させる方法である．

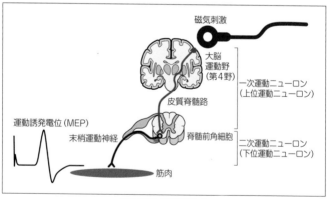

経頭蓋磁気刺激検査

1．磁気刺激コイル

①磁気刺激コイルが発する磁気（または磁場）によって，その直下に渦電流が発現する．

②磁気刺激コイルの原理：ファラデーの電磁誘導の法則．

・円形コイル：広汎な刺激．

・8の字型コイル：局所的な刺激．

・円錐型コイル：下肢刺激．

・MATSコイル：腰仙部刺激．

2．経頭蓋磁気刺激（TMS）検査の絶対禁忌

①心臓ペースメーカー装着患者．

②てんかんの既往歴のある患者．

③重度の心疾患，ほか．

3．中枢運動伝導時間（CMCT）

大脳運動野の磁気刺激の運動誘発電位（MEP）の潜時から，脊髄神経根の磁気刺激運動誘発電位（MEP）の潜時を差し引いた時間は，大脳運動野から脊髄まで至る一次運動ニューロンの伝導時間を反映する．

①上肢の中枢運動伝導時間（CMCT）の基準範囲：5〜7ms．

②下肢の中枢運動伝導時間（CMCT）の基準範囲：12〜15ms．

4．F波を用いたCMCT計測

大脳運動野TMSに伴うMEPとF波を用いてCMCTを計測することができる．

$$CMCT = MEP皮質潜時 - \frac{CMAP遠位潜時 - F波潜時 - 1}{2}\ [ms]$$

脊髄神経根TMSでは目的の神経根を刺激できているか否かを判別できないため，F波を用いたCMCT計測の方が精度が高いといわれる．

5．経頭蓋磁気刺激（TMS）検査の精神神経科領域への応用

磁気刺激治療（TMS治療）の臨床応用：双極性障害（躁うつ病），Parkinson（パーキンソン）病など．左背外側前頭前野（快）を高め，右腹内側前頭前野（不快）を抑制．

 ## 経頭蓋電気刺激検査と術中神経モニタリング

①頭皮上から直流電気を通電させ，頭蓋骨を介して大脳皮質運動野を刺激し，四肢の筋肉からMEPを記録する方法．たとえば，脊

椎・脊髄手術において，術後合併症の回避（麻痺の評価）を目的として実施されている．

②臨床検査技師はMEPの刺激電極となるコークスクリュー電極を頭皮上に刺入，または，抜去できる．MEP記録の針電極を対象とする筋に刺入，または，抜去できる．

4 運動野直接刺激MEPと術中神経モニタリング

①脳神経外科手術において，開頭後，硬膜下電極を設置し，体性運動野を電気刺激することでMEPを記録する方法．たとえば，未破裂脳動脈瘤開頭クリッピング術などにおいて，術後合併症の回避（内包の虚血評価）を目的として実施されている．

②臨床検査技師はMEP記録の針電極を対象とする筋に刺入，または，抜去できる．

5 術中神経モニタリングにおけるMEPのアラームポイント

術中神経モニタリングではMEPをトレンド記録（時系列記録）する．MEPの振幅が50％以下に変化したらアラームを発する．

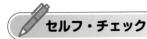
セルフ・チェック

A 次の文章で正しいものに○，誤っているものに×をつけよ．

○ ×

1. 磁気刺激コイルの原理はファラデーの電磁誘導の法則である． ☐ ☐

2. 磁気刺激コイルの直下に磁気渦が発現する． ☐ ☐

3. 頭皮上から大脳皮質運動野や脊髄を磁気刺激することで運動誘発電位が記録できる． ☐ ☐

4. 経頭蓋磁気刺激検査によって中枢運動神経伝導時間を計測できる． ☐ ☐

5. 中枢運動伝導時間は二次運動ニューロンの伝導時間を反映する． ☐ ☐

6. てんかんの既往歴のある患者は経頭蓋磁気刺激検査が絶対禁忌である． ☐ ☐

B

1. 経頭蓋磁気刺激検査について誤っているのはどれか．
   ☐ ① 頭皮上から大脳運動野を刺激する．
   ☐ ② コイル直下に渦電流が生じる．
   ☐ ③ 一次運動ニューロンの伝導時間を評価できる．
   ☐ ④ てんかん患者は禁忌である．
   ☐ ⑤ 磁気刺激は電気刺激と比べ疼痛がある．

2. 上位運動ニューロンを反映するのはどれか．
   ☐ ① MEP潜時
   ☐ ② 中枢運動伝導時間
   ☐ ③ 末梢運動伝導時間
   ☐ ④ 経頭蓋刺激時間
   ☐ ⑤ 神経根刺激時間

A 1-○，2-×（渦電流），3-○，4-○，5-×（一次運動ニューロンの伝導時間），6-○

B 1-⑤（経頭蓋磁気刺激検査における磁気刺激はほとんど痛みがない），2-②

11 超音波検査の基礎

A 原理と測定法

 超音波の性質

1．音・超音波とは

① 音：縦波である．疎密波ともよばれる．

② ヒトの可聴域：20〜20,000 Hz 程度．

③ 超音波：20,000 Hz より高い周波数の音．

2．周波数

① 周波数：1秒間（1,000 ms）に現れる疎密波の回数．

・周波数（Hz）＝1,000（ms）÷周期*（ms）

   *周期：1つの疎密波に要する時間．

② 診断用：1〜20 MHz 程度の超音波が用いられている．

3．伝播速度

① 伝播速度（m/s）＝周波数（Hz）×波長*（mm）

   *波長：疎密波の距離．

② 超音波診断装置内の伝播速度：1,530 m/s（JIS規格，37℃）．

③各媒質の超音波伝播速度：

- 空気(20℃)：344 m/s，水(35℃)：1,520 m/s，脂肪：1,476 m/s，
  骨：3,360 m/s，脳：1,560 m/s，腎臓：1,558 m/s.

④歪みの問題：画像上は伝播速度を1,530 m/sと仮定しているが，
  実際の各臓器の伝播速度が異なることにより歪みが生じる.

4．反射・透過・屈折

超音波は異なる媒質の境界に入射したとき，媒質の音響インピーダ
ンスの差により一部は反射し，一部は透過する.

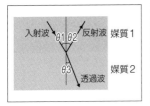

媒質	音響インピーダンス（×10⁶ Rayls）
空気	0.0004
脂肪	1.38
腎臓	1.62
骨	7.80
水	1.48

①反射：音響インピーダンスの差が大きいほど強い反射が起きる.

- 空気（消化管ガス）や骨は他の媒質と音響インピーダンスの差が
  大きくなるため，強い反射が起こり，観察困難になる.
- 音響インピーダンス＝媒質の密度×伝播速度

②透過：周波数が高いほど透過性が低くなる.

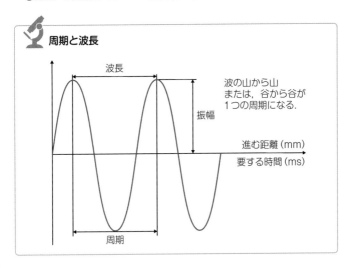

周期と波長

波長

振幅

波の山から山
または，谷から谷が
1つの周期になる.

進む距離（mm）

要する時間（ms）

周期

③屈折：超音波は異なる媒質の境界面に斜めに入射するとき屈折する．

④スネルの法則：入射角，反射角，屈折角は各媒質の伝播速度に関係する．

5．減衰

超音波が媒質中を伝播していき，拡散，吸収，散乱などにより強度が減少すること．周波数が高いほど，距離が大きいほど減衰する．

・減衰量(dB)＝減衰係数×周波数×距離

*吸収による減衰が最も大きい．

6．干渉

2つの超音波が組織内で影響しあうこと．

例）肝臓：干渉により実際の構造でない点状高エコーを認めることがある（スペックル・ノイズ）．

7．指向性

超音波の強さは空間の方向により変化する．超音波の広がりがあまりなく，超音波がビーム方向に直進する場合を指向性がよいという．周波数が高いほど，また遠距離音場より近距離音場で指向性がよくなる．

8．パルス波・連続波

①パルス波：一定の間隔をおき超音波が発射されたもの．反射源までの距離がわかる．

②パルス幅：パルス波が続いている時間．

③パルス繰り返し周波数(PRF)：パルス波が1秒間に繰り返される数．

④連続波：同じ周期，振幅が連続している波．反射源までの距離決定ができない．

9．分解能

分解能とは近接した2点を見分け，表示する能力のこと．

①距離分解能：超音波ビームの進行方向の分解能．周波数が高いほど，パルス幅が短いほど距離分解能がよい．

②方位分解能：超音波ビームと直角方向の分解能．

・近距離音場ではビーム幅が小さいほどよい．

・遠距離音場ではビーム幅が大きく周波数が高いほどよい．

・音響レンズ，電子フォーカスはビームを収束し，方位分解能を上げる．

2 超音波診断装置

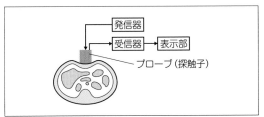

超音波診断装置は発信器, プローブ(探触子), 受信器, 表示部より構成される. 発信器でパルス電圧を発生し, プローブに伝え, プローブ内の振動子がパルス電圧により振動し, パルス波を発信する. また, 振動子は反射して返ってきたパルス波を受信する. 受信されたパルス波はコンピュータ処理され, 画像化される.

1．プローブ(探触子)

①振動子：パルス波の発信・受信. 電気的エネルギーと超音波の変換が行われる. 圧電効果.

②音響吸収材：振動子より後方に発射された超音波を吸収.

③音響整合層：生体との音響インピーダンスの差を減少させる.

④音響レンズ：超音波ビームを焦点に向けて収束させる.

プローブ	主な対象臓器	周波数
リニア型	体表臓器(乳腺, 甲状腺など), 頸動脈, 下肢・上肢血管	5〜7.5 MHz
コンベックス型	腹部, 骨盤腔	3.5〜5 MHz
セクタ型	心臓, 脳内血管	2.25〜3.5 MHz

周波数が低いと深部の観察がしやすい. 逆に, 高いと浅部の観察がしやすい.

2．プローブ走査方式

①走査：プローブからの超音波ビームの方向を少しずつ変化させ送受信を行うこと. リニア電子走査, コンベックス電子走査, セクタ電子走査, 機械式ラジアル走査〔超音波内視鏡, 経直腸(前立腺), 経膣(子宮・卵巣)〕, アーク走査(乳腺・甲状腺).

②電子フォーカス：超音波ビームを収束すること(フォーカシング). 方位分化能を向上させる.

3．受信装置

①ゲイン：画像全体の輝度を調整する.

②STC：超音波の減衰により深部にいくにしたがって反射波が弱
　くなるため，深さごとの輝度を調整する．

③ダイナミックレンジ：モニターに描出する反射エコー幅のこと．
　ダイナミックレンジが広いと画像は白・黒のコントラストが少な
　くのっぺりした画像に，ダイナミックレンジが狭いとコントラス
　トの強い粗い画像になる．

4．表示方法

①Aモード：反射強度をモニターの輝度で表す．現在ではほとんど
　使われない．

②Bモード：反射強度が点の明るさで表示され，反射波が強いエ
　コーは明るく，弱いエコーは暗く描出される．2次元像．広く使
　用されている．

③Mモード：1本の超音波ビーム上の反射強度を点の明るさで表示
　し，対象部位の時間的変化を観察できる．心エコーなどで使用さ
　れる．

3 ドプラ法

1．ドプラ効果

　音源が動いているとき，観測される周波数と音源の周波数が異な
ることをドプラ効果という．

2．ドプラ法

(1) パルスドプラ法

　測定したい部位にサンプルボリュームを設定し，振動子からパルス
波をその部位に発信し，同じ振動子で反射波を受信することにより，
血流速度を計測する方法．測定可能な血流速度に上限があり，上限を
超えるとエイリアシングが起きる．

①ドプラ入射角（超音波ビームと血管のなす角度）：60°以内に補正
　する．60°以上は誤差が大きくなる．

②折り返し現象（エイリアシング）：ドプラ偏位周波数（Δf）[*1]が
　$-PRF^{*2}/2 \leqq \Delta f \leqq PRF/2$ の範囲を超えると折り返した波形が表
　示される現象．

[*1] ドプラ偏位周波数：発信波の周波数と反射波の周波数の差．
[*2] PRF：パルス繰り返し周波数．

〈エイリアシングの対策〉
- パルス繰り返し周波数を高くする.
- ゼロシフト（基線の移動）する.
- 連続波ドプラ法を使用する.

(2) 組織ドプラ法

原理は血流速度を検出するパルスドプラ法と同じ. 得られた組織ドプラ信号から組織の運動速度を検出する方法.

例）僧帽弁輪移動速度の計測.

(3) 連続波ドプラ法

①超音波を連続的に発信. 発信・受信はそれぞれ別の振動子を用いる.

②高速血流を測定できる. 反射源を特定できない. 弁狭窄および肺高血圧症の重症度評価, 心内圧較差, 血管狭窄部位の高速血流測定などに適している.

(4) カラードプラ法

①カラーフローマッピング法：パルスドプラ法を用い, ある領域内の多数の点から得られた平均血流速度を色としてリアルタイムに表示する方法. 血流方向（プローブに向かう波は赤色, 遠ざかる波は青色）や血流速度がわかる.

- モザイク血流：高速, 乱流を示す.

②パワードプラ法：ドプラ信号の強さのみを単色（赤色系）を用いて表示する方法. 血流方向や血流速度は表示されない. 角度依存性は非常に低い. 腎血流など血流速度が遅い血管の血流信号の観察が可能.

3. 超音波エラストグラフィ

超音波を用い, 組織の硬さを画像化する方法. 乳がん, 肝硬変を対象に行われることが多い.

(1) ストレインエラストグラフィ（strain elastography）法

生体組織のひずみの違いを画像化する. 硬い組織を青色, 軟らかい組織を赤色で表示する.

例）乳がん.

(2) シェアウェーブエラストグラフィ（shear wave elastography）法

剪断波の伝播速度から組織の硬さを画像化, 定量化する.

例）肝硬変患者：肝線維化の評価.

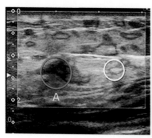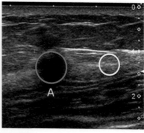

乳腺超音波画像

左：ストレインエラストグラフィ法，右：Bモード法．Aは乳がんで，ストレインエラストグラフィ法では青色に描出されている．

4．造影超音波検査法

　肝腫瘤性病変や乳房腫瘤性病変の検出，鑑別診断のために行う．

(1) 造影剤(ソナゾイド)

　①主成分：ペルフルブタンガスを水素添加卵黄ホスファチジルセリンナトリウムで内包したマイクロバブル．

　②副作用：ソナゾイドは呼気により体外に排出されるため，CT，MRI検査の造影剤と違い，腎臓に負担はない．副作用も少ない．卵や卵製品にアレルギーのある患者は原則禁忌．

(2) 経皮的ラジオ波焼灼術(RFA)の治療支援

　造影超音波検査ではBモードで視認困難な病変を可視化，鮮明化でき，病変の的確な治療が可能になる．

　・経皮的ラジオ波焼灼術(RFA)：肝腫瘍の経皮的治療の一つ．超音波ガイド下で電極針を肝腫瘍に挿入後，通電し，肝腫瘍を焼灼して壊死させる治療．

 超音波検査における静脈路からの造影剤注入

臨床検査技師等に関する法律の一部が改正され，臨床検査技師が実施可能な業務として，タスク・シフト／シェアに関する10行為の業務が追加された．造影超音波検査では，「超音波検査のために静脈路に造影剤注入装置を接続する行為，造影剤を投与するために当該造影剤注入装置を操作する行為並びに当該造影剤の投与が終了した後に抜針及び止血を行う行為」が臨床検査技師も実施可能となった〔2021 (令和3) 年10月1日より施行〕．

アーチファクト

1．多重反射 超音波がプローブと反射体の間を何度も反射することから生じる現象．腹壁，筋膜，石灰化などで起こる． 例) コメット様エコー (胆嚢腺筋腫症)．	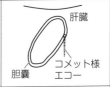
2．鏡面現象 (ミラーイメージ) 横隔膜近くの病変や血管などの実像が，横隔膜を挟んで反対側に虚像として描出される現象．	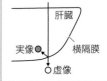
3．音響陰影 (アコースティックシャドウ) 超音波を非常に強く反射する反射源や吸収する媒質が原因．それより深部は超音波が届かず無エコーとなる． 例) 結石，骨，消化管ガス．	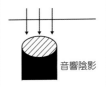
4．側方陰影 (ラテラルシャドウ) 辺縁平滑な球状の腫瘤の側方部にみられる音響陰影． 例) 肝細胞がん，嚢胞．	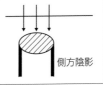
5．後方エコー増強・減弱 ①後方エコー増強：腫瘤の後方が周囲より高エコーを呈すること．例) 嚢胞，悪性リンパ腫． ②後方エコー減弱：腫瘤の後方が周囲より低エコーを呈すること．線維成分に富む腫瘤の後方はエコーが減衰する．例) 浸潤性乳管癌硬性型．	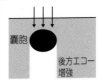
6．サイドローブ 超音波は振動子から直角方向に発射される主極と，それ以外の方向に向かう副極 (サイドローブ) に分けられる．サイドローブ方向に直角に反射源がある場合，主極方向からの反射と誤認され，虚像が描出される． 例) 胆嚢内の胆泥様虚像．	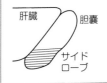

7. レンズ効果

腹直筋などのレンズ状の組織で，超音波の屈折により虚像が形成される現象．腹部大動脈や上腸間膜動脈が二重に描出されることがある．

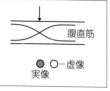

検査手技

（1）前処置

①腹部超音波検査：

- 検査前の絶飲食．
- 脱水水の準備：脱気水の飲水で胃・膵臓の観察が容易になる．
- 胃内視鏡，胃・腸X線透視検査前に実施する．

②骨盤腔超音波検査：検査前の排尿制限．

③カップリングメディア（超音波検査用ゼリー）：プローブと皮膚の間の空気混入を防ぎ，超音波の減衰を防ぐ．ゼリーは検査前に温めておくとよい．

（2）検査時

①検査時の体位：仰臥位，側臥位，座位など．半坐位で膵臓，腹臥位で腎臓など後腹膜臓器を観察することがある．

②呼吸法：腹部の検査では，一般的に吸気時（腹式呼吸）の描出がよい．肋間からの肝臓や脾臓の観察では，肺の影響を受けない呼気時で描出する部分もある．

③プローブ走査：扇動走査，平行走査，回転走査．

アーチファクト

腹壁を反射体とした多重反射は，胆嚢の描出時にみることがある．その場合，胆嚢底辺の病変を見落とすおそれがあり，プローブを当てる角度を変え，再度観察する必要がある．アーチファクトによって病変の見逃しや虚像ができるため，注意しなければいけない．一方，疾患により特徴的なアーチファクトがみられ，診断に役立つときもある．

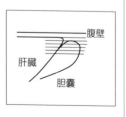

セルフ・チェック

A 次の文章で正しいものに○，誤っているものに×をつけよ.

	○	×
1. 超音波は疎密波である.	□	□
2. 周波数は周期÷1,000で算出される.	□	□
3. 超音波の伝播速度は脂肪と骨では骨が速い.	□	□
4. 音響インピーダンスは媒質の密度と伝播速度が関係する.	□	□
5. 超音波の入射角や反射角はドルトンの法則に従う.	□	□
6. 減衰の最も大きな原因は拡散である.	□	□
7. 周波数が高くなると減衰が小さくなる.	□	□
8. 周波数が高いほど指向性はよくなる.	□	□
9. 周波数が高いほど距離分解能は悪くなる.	□	□
10. 音響レンズは方位分解能を上げる.	□	□
11. パルスドプラ法では血流速度を測定する際，血管に対しドプラ入射角は90°が好ましい.	□	□
12. パルスドプラ法は高速血流の計測に適している.	□	□
13. 連続波ドプラ法では発信と受信の振動子は同じである.	□	□
14. サイドロープは嚢胞の後方にみられる.	□	□
15. 胆嚢腺筋腫症ではコメット様エコーがみられる.	□	□
16. 嚢胞では後方エコー増強がみられる.	□	□
17. 腹部超音波検査前は絶飲食しなければいけない.	□	□
18. 心臓超音波検査はリニア型プローブを使う.	□	□
19. 深部を観察するときは周波数の高いプローブがよい.	□	□

A 1-○，2-×（周波数＝1,000÷周期），3-○，4-○，5-×（スネルの法則），6-×（吸収），7-×（大きくなる），8-○，9-×（よくなる），10-○，11-×（60°以下とする．60°を超えると誤差が大きくなる），12-×（高速血流の測定は連続波ドプラ法が適している），13-×（異なる振動子），14-×（胆嚢内でみられることがあり，虚像を胆泥と間違うことがある），15-○，16-○，17-○，18-×（セクタ型を使う），19-×（周波数が高いほど減衰するため，深部を観察するときは周波数の低いプローブを使う）

B

1. 超音波検査において，高い周波数になるほど示す性質として誤っているのはどれか.
   - ☐ ① 指向性がよくなる.
   - ☐ ② 分解能がよくなる.
   - ☐ ③ 透過性がよくなる.
   - ☐ ④ 深部まで届かなくなる.
   - ☐ ⑤ 波長が短くなる.

2. 超音波検査について正しいのはどれか. 2つ選べ.
   - ☐ ① 診断用の超音波の周波数は1〜20Hzである.
   - ☐ ② 超音波は波長が短いほど遠くまで届く.
   - ☐ ③ 超音波の波長が長いほど分解能がよい.
   - ☐ ④ 超音波の伝播速度は空気中より水中が速い.
   - ☐ ⑤ 超音波検査では通常，反射法を用いている.

3. 超音波検査について正しいのはどれか.
   - ☐ ① サイドローブは虚像の原因となる.
   - ☐ ② 周波数が高いと深部の像が鮮明になる.
   - ☐ ③ パルス幅を大きくすると分解能が高まる.
   - ☐ ④ パルスドプラ法は高速血流の測定に適している.
   - ☐ ⑤ 伝播媒質として空気が適している.

4. 10MHzの超音波の水中での波長はどれか.
   - ☐ ① 0.01mm
   - ☐ ② 0.15mm
   - ☐ ③ 0.5mm
   - ☐ ④ 1.0mm
   - ☐ ⑤ 3.0mm

B 1-③（透過性は低下），2-④と⑤（①1〜20MHz，②波長が長い（周波数が低い）ほど遠くまでとどく，③波長が短い（周波数が高い）ほど分解能がよい），3-①（③パルス幅が短いほど分解能がよい，④連続波ドプラ法が高速血流の測定に適している，⑤超音波検査では超音波の伝わりをよくするためエコーゼリーを使用する），4-②（$\frac{1,520 \times 10^3}{10 \times 10^6}$mm）

5．超音波検査法について誤っているのはどれか．

- [ ] ① Mモードの心臓超音波測定には連続波が用いられる．
- [ ] ② ドプラ法で血流速度がわかる．
- [ ] ③ 超音波検査にはBモードが用いられる．
- [ ] ④ 超音波検査は胆石，異常妊娠の診断に有用である．
- [ ] ⑤ 肺は空気を含んでいるので超音波は減衰する．

6．ドプラ法について正しいのはどれか．**2つ選べ**．

- [ ] ① 超音波と血流が平行になると血流は検出されない．
- [ ] ② 連続波ドプラ法はパルスドプラ法より速い流速を測定できる．
- [ ] ③ パルスドプラ法では発信と受信を同じ振動子で行う．
- [ ] ④ パワードプラ法では振動子に向かう血流を青に表示する．
- [ ] ⑤ 連続波ドプラ法では反射部位を特定できる．

7．超音波画像の輝度を調整するのはどれか．**2つ選べ**．

- [ ] ① ゲイン
- [ ] ② フォーカシング
- [ ] ③ ダイナミックレンジ
- [ ] ④ 音響インピーダンス
- [ ] ⑤ STC（sensitivity time control）

8．心窩部斜走査による超音波像について矢印で示すのはどれか．

- [ ] ① 音響陰影
- [ ] ② 外側陰影
- [ ] ③ 鏡面現象
- [ ] ④ 多重反射
- [ ] ⑤ 後方エコー増強

B 5-①（①連続波は高速血流の速度測定），6-②と③（④通常カラーフローマッピング法ではプローブに近づく血流を赤，遠ざかる血流を青に表示するが，パワードプラ法ではドプラ信号の強さを赤色系を用いて表示する，⑤連続波ドプラ法は反射源を特定できない），7-①と⑤（④音響インピーダンスは各媒質で異なり，媒質と媒質の音響インピーダンスの差が大きいほど境界面で反射が強い），8-①（②側方陰影は外側陰影ともいう）

12 心臓超音波検査

A 基礎

学習の目標

- □ 臨床的意義
- □ 正常超音波像:
  - ・Bモード:傍胸骨長軸断面,傍胸骨短軸断面,心尖部長軸断面,心尖部四腔断面
  - ・Mモード:大動脈弁レベル,僧帽弁レベル,左室レベル
- □ 計測と心機能評価:modified Simpson法,左室収縮能(%FS,LVEF),左室拡張能〔左室流入血流速波形(E波,A波),僧帽弁輪移動速度〕
- □ 血流と圧較差:モザイク血流,簡易ベルヌーイ式

---

1 臨床的意義

　心臓超音波検査は,心機能評価および虚血性心疾患,弁膜・心筋疾患,先天性心疾患などの診断に有用である.

心臓超音波検査の学習のポイント

心臓超音波検査は,国家試験では各断層画像の正常像,疾患の異常所見や異常画像,圧較差,左室流入血流速波形について出題されています.各断層画像で観察できる部位は覚えましたか?駆出率,大動脈径,左房径,左室拡張末期径はどうでしょう.E波,A波とは?心臓超音波検査の結果から肺高血圧症を推測するにはどうしたらいいでしょうか.心疾患と関連する異常心電図や異常心音を問う問題もあるので要チェック!また,左室流入血流速波形は心臓の拡張能をみますが,偽正常を呈する場合があり,僧帽弁輪運動速度の結果で見分けます.こちらもチェック!

正常超音波像

1．Bモード法

（1）傍胸骨長軸断面（左室長軸断面）

　第3・第4肋間胸骨左縁にプローブをおく．

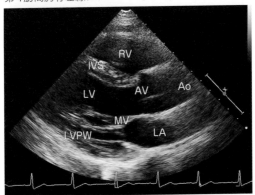

傍胸骨長軸断面

RV：右室, IVS：心室中隔, LV：左室, AV：大動脈弁, Ao：大動脈, LVPW：左室後壁, MV：僧帽弁, LA：左房.

（2）傍胸骨短軸断面（左室短軸断面）

　傍胸骨長軸像を描出後，プローブを時計方向に90°回転．

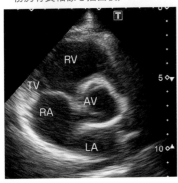

大動脈弁レベル
RV：右室, TV：三尖弁, RA：右房, AV：大動脈弁（3つの弁からなる）, LA：左房.

（3）心尖部長軸断面

傍胸骨長軸断面に心尖部を加え，時計方向に90°回転したもの．

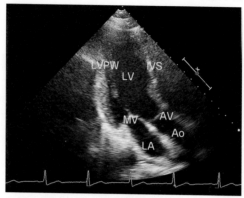

心尖部長軸断面

LVPW：左室後壁，IVS：心室中隔，LV：左室，MV：僧帽弁，
AV：大動脈弁，LA：左房，Ao：大動脈.

（4）心尖部四腔断面

心尖部長軸断面からプローブを時計方向に回し，描出する．左心
系，右心系，心臓全体の観察はできるが，大動脈は描出されない．

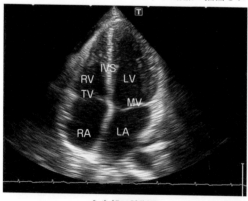

心尖部四腔断面

IVS：心室中隔，RV：右室，LV：左室，TV：三尖弁，MV：僧帽
弁，RA：右房，LA：左房.

2．Mモード法

（1）大動脈弁レベル

①右室流出路，大動脈，大動脈弁，左房の観察ができる．

②大動脈弁は収縮期に箱型に描出される．

③拡張末期に大動脈径，収縮末期に左房径を計測する．

④基準範囲：大動脈径（AoD）22〜35mm，左房径（LAD）25〜39mm．

⑤僧帽弁疾患で左房が拡大することがある．

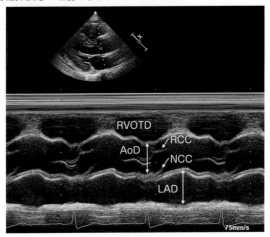

大動脈弁Mモード

RVOTD：右室流出路径，AoD：大動脈径，RCC：大動脈弁（右冠尖），NCC：大動脈弁（無冠尖），LAD：左房径．

（2）僧帽弁レベル

①右室，心室中隔，僧帽弁，左室後壁の観察ができる．

②僧帽弁は，拡張期に前尖が前方にM型，後尖が後方にW型に動く．前尖の動きは後尖より大きい．

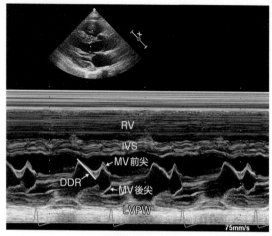

僧帽弁Mモード

RV：右室，IVS：心室中隔，MV：僧帽弁，DDR：僧帽弁拡張期後退速度，LVPW：左室後壁.

（3）左室レベル

①右室，心室中隔，左室，左室後壁の観察ができる.

②拡張期：心室中隔は前方へ，左室後壁は後方へ動く.

・収縮期：心室中隔，左室後壁は左室内腔に向かうとともに厚くなる.

③計測：心室中隔厚，左室拡張末期径，左室収縮末期径，左室後壁厚．通常，左室拡張末期径は心電図のR波の頂点付近，左室収縮末期径は左室後壁の頂点で計測する.

④基準範囲：

・心室中隔厚（IVST）：7〜11mm.

・左室拡張末期径（LVDd）：38〜54mm.

・左室収縮末期径（LVDs）：22〜38mm.

・左室後壁厚（LVPWT）：7〜11mm.

 収縮期・拡張期

心エコーでは心電図を同時に測定しているため，心電図をみることにより，時相が収縮期なのか拡張期なのかわかる.

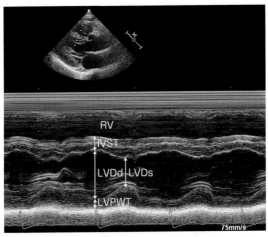

左室Mモード

RV：右室，IVST：心室中隔厚，LVDd：左室拡張末期径，LVDs：左室収縮末期径，LVPWT：左室後壁厚．

3．計測と心機能評価

(1) 左室収縮能

①左室内径短縮率（%FS）：$\%FS = \dfrac{LVDd - LVDs}{LVDd} \times 100$

・基準範囲：27〜45％．

②左室駆出率（LVEF）：左室拡張末期容積（LVEDV），左室収縮末期容積（LVESV）より求める．

・$LVEF = \dfrac{SV^*}{LVEDV} \times 100$

*SV：1回拍出量，SV = LVEDV − LVESV

・基準範囲：55％以上．

> modified Simpson法：心尖部二腔断面，四腔断面の左室長径に対して垂直に20等分し，20個のディスクの体積の総和から左室の容積を算出する方法．

（2）左室拡張能

①左室流入血流速波形：心尖部断面，僧帽弁口部の血流速波形を測定し，拡張期に描出される拡張早期波（E波），心房収縮期波（A波）を用いて評価する．

- 正常：E/A＝1〜2．加齢によりE波は低く，A波は高くなる．50歳代後半でE/A＜1となる．E波減速時間（DcT）160〜240 ms．
- 弛緩障害：E/A＜1．E波減速時間（DcT）延長＞240 ms．
- 拘束性障害：E/A＞1.5．E波減速時間（DcT）短縮＜160 ms．
- 偽正常化：E/A＝1〜1.5．E波減速時間（DcT）160〜240 ms．

②僧帽弁輪移動速度：組織ドプラ法で拡張期の僧帽弁輪移動速度を求める．拡張早期波（e'波）．

- e'波：正常8 cm/s以上，弛緩障害・偽正常化・拘束性障害で低値．
- E/e'：正常8未満，15を超えると左室拡張期圧上昇．

4．血流と圧較差の評価

①カラードプラ法：モザイク血流は異常血流を示唆する．

②パルスドプラ法：比較的速度が遅い正常血流の血流速度を時間軸上に表示する．

③連続波ドプラ法：高速血流を計測する．

- 最大血流速度V（m/s）から圧較差ΔP（mmHg）を求めることができる．狭窄弁の重症度評価，肺動脈圧推定（肺高血圧症）などに用いられる．
- 簡易ベルヌーイ式：$\Delta P = 4 \times V^2$

例）三尖弁閉鎖不全の最大血流速度が2.5 m/sのとき，右室-右房間収縮期圧較差は？

　　　$4 \times 2.5^2 = 25$　　**答25 mmHg**

左室拡張能評価

左室流入血流速波形より左室拡張能を評価する．波形の特徴から弛緩障害や拘束性障害がわかるが，偽正常化の波形パターンを示すときがある．僧帽弁輪移動速度は偽正常化でもe'波が変化（低下）するため，僧帽弁輪移動速度により正常波形なのか偽正常化なのか鑑別することができる．

B 異常超音波像

1 虚血性心疾患

①原因：冠動脈硬化に伴う冠動脈狭窄，閉塞，攣縮が主な原因．虚血性心疾患とは心筋梗塞，狭心症を指す．

②心筋梗塞の超音波所見：

・壁運動異常（アシナジー）．

・壁の菲薄化，エコー輝度上昇．

③心筋梗塞の合併症：心エコー検査では心室瘤，心破裂などの合併症の有無を調べる．

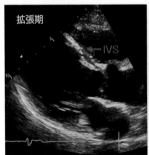
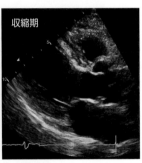

陳旧性前壁中隔心筋梗塞

心室中隔（IVS）の壁運動低下，菲薄化，エコー輝度上昇，壁厚増加の減少を認める．

２　弁膜症

1．僧帽弁狭窄症

①原因：リウマチ性が多い.

②超音波像：弁尖の肥厚・石灰化，ドーミング，弁口部のfish mouth，僧帽弁拡張期後退速度（DDR）低下.

2．僧帽弁閉鎖不全症

①原因：リウマチ性，僧帽弁逸脱症*，腱索断裂，弁輪部石灰化.

　*僧帽弁逸脱症：僧帽弁が僧帽弁輪を超え，左房内に落ち込むもの.

②超音波像：収縮期に左室から左房への逆流.

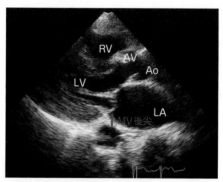

僧帽弁後尖の逸脱

RV：右室，AV：大動脈弁，Ao：大動脈，LV：左室，LA：左房，MV：僧帽弁.
僧帽弁の後尖が左房内に落ち込んでいる.

3．大動脈弁狭窄症

①原因：石灰化変性（高齢者に多い），リウマチ性，二尖弁.

②超音波像：弁の肥厚，石灰化，ドーミング.

4．大動脈弁閉鎖不全症

①原因：石灰化変性（高齢者に多い），リウマチ性，感染性心内膜炎.

②超音波像：拡張期に左室内逆流，僧帽弁前尖のフラッタリング*.

　*フラッタリング：大動脈弁逆流血による僧帽弁，心室中隔の微細な振動.

5．三尖弁閉鎖不全症

①原因：右室拡大（右心負荷），三尖弁輪拡大，Ebstein（エプスタイン）病.

②超音波像：収縮期に右室から右房への逆流を認める.

先天性心疾患

1. 心房中隔欠損症（ASD）

①超音波像：心房中隔欠損孔，左房から右房への短絡血流，右房・右室の拡大，心室中隔の奇異性運動．

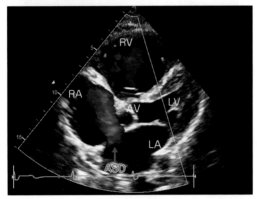

心房中隔欠損症

左房（LA）から右房（RA）への短絡血流がみられる．RV：右室，AV：大動脈弁，LV：左室．

2. 心室中隔欠損症（VSD）

①超音波像：心室中隔欠損孔，左室から右室への短絡血流，左房・左室の拡大．

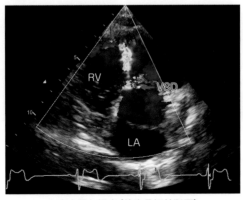

心室中隔欠損症（傍胸骨短軸断面）

RV：右室，LA：左房．

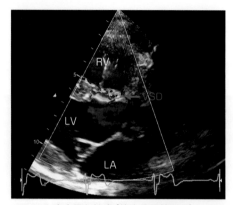

心室中隔欠損症（傍胸骨長軸断面）
左室（LV）から右室（RV）への短絡血流がみられる．LA：左房．

 心筋症

1．拡張型心筋症

①原因：遺伝性，ウイルス性，免疫異常など．原因不明も多い．

②超音波像：左室の拡大球状化，左室壁厚は正常〜菲薄化，左室壁
運動のびまん性低下，左室駆出率低下．

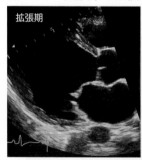
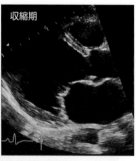

拡張型心筋症（傍胸骨長軸断面）

 肺体血流比（Qp/Qs）

肺血流量（Qp）と体血流量（Qs）の比．短絡血流による心室の容量負
荷を評価する．ASD，VSDは肺体血流比が2.0以上になると手術適応となる．

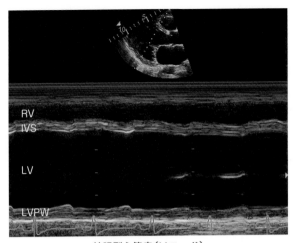

拡張型心筋症（Mモード）

左室（LV）が拡大し，左室壁厚の菲薄化，壁運動が低下しているのがわかる．RV：右室，
IVS：心室中隔，LVPW：左室後壁．

2．肥大型心筋症

①原因：サルコメア遺伝子変異．原因不明もあり．

②超音波像：左室心筋の非対称性肥大．

・左室内の閉塞あり：閉塞性肥大型心筋症．

・左室内の閉塞なし：非閉塞性肥大型心筋症．

③閉塞性肥大型心筋症（HOCM）の超音波像：非対称性中隔肥厚，
左室流出路閉塞，僧帽弁前尖の収縮期前方運動（SAM），大動脈
弁の収縮中期半閉鎖．

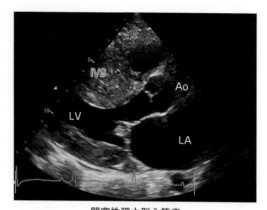

閉塞性肥大型心筋症
心室中隔 (IVS) の肥厚，左室 (LV) の閉塞を認める．Ao：大動脈，LA：左房．

3． 心サルコイドーシス

①日本人ではサルコイドーシスの約10％に心臓の病変を認める．

②超音波像：心室中隔基部の菲薄化，左室壁運動低下．

 5 心膜疾患

1． 心膜液貯留

①超音波像：心膜腔のエコーフリースペース．心房，心室に陥凹を認めることがある (心タンポナーデ)．

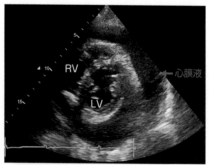

心膜液貯留 (傍胸骨左室短軸断面)
RV：右室，LV：左室．
心臓の周囲に無エコー域 (エコーフリースペース) を認める．

心内異常構造

1. 粘液腫
原発性心臓腫瘍のなかで最も頻度が高い良性腫瘍．左房に好発．
- 超音波像：有茎性で，通常，心房中隔とつながり可動している．

2. 心内血栓
- 超音波像：血流うっ滞部位のモヤモヤエコー．心房細動，拡張型心筋症，心室瘤にみられる．

3. 感染性心内膜炎
- 超音波像：弁膜の疣腫（疣贅），弁の腫大・穿孔．

肺高血圧症

① 超音波像：右室拡大，左室の扁平化（収縮期に顕著）．

② 三尖弁逆流や肺動脈弁逆流の最大血流速度 V（m/s）から肺動脈収縮期圧が推定できる．

- 推定肺動脈収縮期圧＝右室−右房間収縮期圧 [*1] ＋推定右房圧 [*2]

  [*1] 右室−右房間収縮期圧＝$4 \times V^2$（簡易ベルヌーイ式）

  [*2] 推定右房圧：通常 10 mmHg.

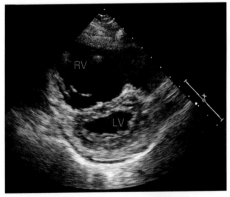

肺高血圧症（傍胸骨左室短軸断面）
右室（RV）が拡大し，左室（LV）が扁平化しているのがわかる．

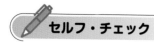

セルフ・チェック

A 次の文章で正しいものに○,誤っているものに×をつけよ.

	○	×
1. 傍胸骨長軸断面で右房の観察ができる.	□	□
2. 大動脈弁は3枚の弁からなる.	□	□
3. 傍胸骨短軸断面では右室の観察ができる.	□	□
4. 心尖部断面で左室流入血流速波形を測定できる.	□	□
5. 心尖部四腔断面で大動脈弁の観察ができる.	□	□
6. 大動脈弁Mモードでは拡張期に箱型が観察される.	□	□
7. 大動脈弁Mモードでは左房径5cmは正常である.	□	□
8. 僧帽弁Mモードでは前尖は後尖より動きが大きい.	□	□
9. 左室Mモードでは収縮期に心室中隔および左室後壁は左室内腔に向かう.	□	□
10. 心室中隔厚,左室後壁厚は1cmほどである.	□	□
11. 左室駆出率(LVEF)の基準範囲は30%以上である.	□	□
12. 正常左室流入血流速波形ではA波がE波より大きい.	□	□
13. 簡易ベルヌーイ式はΔP=4×Vである.	□	□
14. 僧帽弁狭窄症ではドーミングがみられる.	□	□
15. 僧帽弁逸脱症では僧帽弁閉鎖不全が起こる.	□	□
16. 大動脈弁狭窄症の原因は石灰化が多い.	□	□
17. 心房中隔欠損症では心室中隔の奇異性運動がみられる.	□	□
18. 拡張型心筋症では収縮期に僧帽弁の前方運動を認める.	□	□
19. 心タンポナーデは粘液腫でみられる.	□	□
20. 大動脈弁閉鎖不全から肺高血圧症を推測できる.	□	□

A 1-×(右房は観察できない),2-○,3-○,4-○(左室拡張能の評価ができる),5-×(僧帽弁,三尖弁の観察ができる.大動脈基部の観察は胸骨上窩走査.大動脈は左室長軸断面や左室短軸断面,心尖部長軸断面で観察できる),6-×(収縮期),7-×(拡大している.基準範囲は25〜39mm),8-○,9-○,10-○(基準範囲はどちらも7〜11mm),11-×(55%以上),12-×(E/Aは1〜2である),13-×(ΔP=4×V²),14-○,15-○,16-○,17-○,18-×(閉塞性肥大型心筋症にみられる),19-×(心膜液貯留でみられる),20-×(三尖弁閉鎖不全)

B

1. 心臓超音波検査でわからないのはどれか.
   - [ ] ① 僧帽弁の動き
   - [ ] ② 心室中隔の厚さ
   - [ ] ③ 左室壁の動き
   - [ ] ④ 心膜液の貯留
   - [ ] ⑤ 肺静脈の大きさ

2. 誤っているのはどれか.
   - [ ] ① 心臓超音波検査で僧帽弁逸脱がわかる.
   - [ ] ② 超音波ドプラ法で心内短絡を証明できる.
   - [ ] ③ Mモード心臓超音波像で左室の駆出分画（EF）を計算できる.
   - [ ] ④ 連続波ドプラ法は血流の最大速度の変化をみるのによい.
   - [ ] ⑤ 連続波ドプラ法は任意の部分の血流速度の変化をみるのによい.

3. 正常Mモード心臓超音波像で正しいのはどれか. 2つ選べ.
   - [ ] ① 大動脈弁レベルで収縮期に前方に動くのは左冠尖である.
   - [ ] ② 大動脈弁レベルで大動脈の後方は右房である.
   - [ ] ③ 僧帽弁レベルで前尖は拡張期にM型となる.
   - [ ] ④ 僧帽弁レベルで心室中隔の前方は右室である.
   - [ ] ⑤ 僧帽弁レベルで後尖は記録されない.

4. 心臓の正常超音波像について正しいのはどれか.
   - [ ] ① 短軸断層像で右室は三日月状にみえる.
   - [ ] ② 僧帽弁は収縮中期に最大に開く.
   - [ ] ③ 左室内腔は急速流入期に最大となる.
   - [ ] ④ 左室は振子様収縮運動をする.
   - [ ] ⑤ 肺動脈は大動脈の後方にある.

B 1-⑤（心エコー図では肺静脈は描出できない）, 2-⑤（④最大血流速度の変化をみるのは連続波ドプラ法, ⑤任意の部分を測定するのはパルスドプラ法）, 3-③と④（①右冠尖, ②左房, ⑤前尖と後尖が描出される）, 4-①（②拡張早期, ③緩速流入期, ④左室は収縮期に心尖部側に動く, ⑤前方）

5．左室長軸断面心臓超音波像を
　　示す．図中の番号に相当する
　　部位の名称として**誤っている**
　　のはどれか．

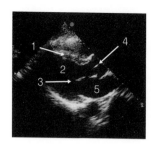

　　□　① 1 ── 心室中隔
　　□　② 2 ── 左室
　　□　③ 3 ── 僧帽弁
　　□　④ 4 ── 大動脈弁
　　□　⑤ 5 ── 大動脈

6．心臓超音波所見で健常者に**みられない**のはどれか．
　　□　① 左室駆出率 72%
　　□　② 左房径 54mm
　　□　③ 大動脈径 25mm
　　□　④ 心室中隔厚 10mm
　　□　⑤ 左室拡張末期径 49mm

7．心臓の超音波検査で使用するプローブの形状はどれか．
　　□　① アーク
　　□　② セクタ
　　□　③ リニア
　　□　④ ラジアル
　　□　⑤ コンベックス

8．収縮期の心臓超音波像を示す．
　　カラードプラで示された病態は
　　どれか．

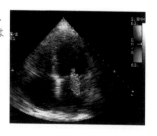

　　□　① 僧帽弁狭窄症
　　□　② 大動脈弁狭窄症
　　□　③ 僧帽弁閉鎖不全症
　　□　④ 大動脈弁閉鎖不全症
　　□　⑤ 心室中隔欠損症

B　5-⑤（左房），6-②（左房径の基準範囲は 25〜39mm），7-②，8-③（左室
から左房への逆流を認める）

9. 心臓超音波長軸像を示す.
   考えられるのはどれか.
   □ ① 僧帽弁閉鎖不全症
   □ ② 僧帽弁狭窄症
   □ ③ 大動脈弁閉鎖不全症
   □ ④ 心室中隔欠損症
   □ ⑤ 心房中隔欠損症

10. 閉塞性肥大型心筋症にみられるのはどれか. **2つ選べ**.
   □ ① 拡張期雑音
   □ ② 心室中隔の非対称性肥厚
   □ ③ 大動脈弁の収縮中期半閉鎖
   □ ④ 僧帽弁の拡張期細動
   □ ⑤ 左室収縮力の低下

11. 心臓超音波断層法の長軸断面(ドプラ法併用)で診断できるの
   はどれか. **2つ選べ**.
   □ ① 僧帽弁狭窄症
   □ ② 肺動脈弁狭窄症
   □ ③ 大動脈弁狭窄症
   □ ④ 心房中隔欠損症
   □ ⑤ 三尖弁閉鎖不全症

B 9-④(①,②僧帽弁付近に血流シグナルは認められない,③時相は心電図より収縮期であることがわかる.大動脈弁閉鎖不全症は拡張期に起きる.また左室から左房への逆流が認められない,⑤心房中隔と右房は描出されていない),10-②と③(①閉塞性肥大型心筋症では収縮期雑音がみられる,④大動脈弁閉鎖不全でみられるフラッタリング,⑤拡張型心筋症などにみられる),11-①と③(左室長軸断面では肺動脈,心房中隔,三尖弁は描出されない)

12．病態と心臓超音波検査所見の組合せで誤っているのはどれか．
- □ ① 心臓腫瘍 ──────────── 僧帽弁の収縮期前方運動
- □ ② 心膜液貯留 ──────────── 心周囲の無エコー
- □ ③ 大動脈弁狭窄症 ──────── 大動脈弁流速の増加
- □ ④ 拡張型心筋症 ──────── 左室駆出率の低下
- □ ⑤ 閉塞性肥大型心筋症 ──── 左室の非対称性肥大

13．心臓超音波の連続波ドプラ法にて測定された三尖弁閉鎖不全の最大速度が2.5m/sの場合，右室-右房間収縮期圧較差（mmHg）はどれか．
- □ ① 5
- □ ② 10
- □ ③ 15
- □ ④ 20
- □ ⑤ 25

14．心尖部長軸断面から心臓超音波の連続波ドプラ法にて測定された大動脈弁通過血流最大速度を示す．
左室流出路-大動脈間圧較差はどれか．

- □ ① 12mmHg
- □ ② 14mmHg
- □ ③ 25mmHg
- □ ④ 28mmHg
- □ ⑤ 49mmHg

B　12-①（僧帽弁の収縮期前方運動は閉塞性肥大型心筋症にみられる），13-⑤（簡易ベルヌーイ式より圧較差＝4×2.5²），14-⑤（4×3.5²＝49）

13　腹部超音波検査

1　臨床的意義

①腹部画像診断の検査では，主にX線，CT，MRI，超音波検査が行われる．超音波検査は被曝のリスクがなく，非侵襲的で繰り返し検査を行うことができる．またCTやMRIに比べ，機器は小型で移動が簡便であり，検査室だけでなく，外来，病棟，ICUなど患者のベッドサイドで検査することができる．

②肺や消化管ガスの影響で観察できない部分はあるが，腹部臓器を広範囲にわたりリアルタイムに観察できる利点がある．

③腹部超音波検査は，腹部臓器の疾患の診断や急性腹症の原因検索，経皮的ラジオ波焼灼治療，健診に用いられるなど，さまざまな場で活用されている．

2 前処置

①検査前の絶飲食. 飲食後は胆囊, 膵臓, 消化管などが描出不良となる.

②胃内視鏡, 胃・腸X線透視検査を同じ日に行う場合は, これらの検査前に実施する.

3 基本走査

①心窩部縦走査：肝左葉, 左肝静脈, 膵臓, 食道, 大動脈, 腹腔動脈, 上腸間膜動脈, 下大静脈, 脾静脈など.

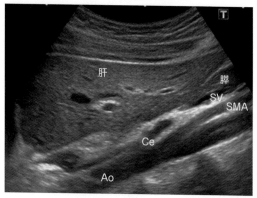

心窩部縦走査
Ao：大動脈, Ce：腹腔動脈, SV：脾静脈, SMA：上腸間膜動脈.

クイノーの肝区域分類

肝臓を区域に分けるときはクイノーの肝区域分類が一般的に用いられ, 門脈と肝静脈により S_1〜S_8 に区分される. 肝臓は下大静脈と胆囊窩 (肝右葉下面にあり, 胆囊がおさまる部位) を結ぶ仮想の線 (カントリー線) により右葉と左葉に区分される. 肝右葉は右肝静脈により前区域と後区域に分かれ, 境界は明瞭でないが門脈によりさらに上区域と下区域に分けられる (前上区域：S_8, 前下区域：S_5, 後上区域：S_7, 後下区域：S_6). 左葉は門脈左枝臍部と肝円索 (胎児期にみられる臍静脈の遺残の組織) により内側区域 (S_4) と外側区域に分けられ, 外側区域は左肝静脈により外側上区域 (S_2) と外側下区域 (S_3) に区分される. S_1 は尾状葉である.

②心窩部横～斜走査：肝臓，門脈（左枝臍部，外側区域，内側区域），肝内胆管，膵臓，脾静脈，腹腔動脈，総肝動脈，脾動脈，大動脈，下大静脈など.

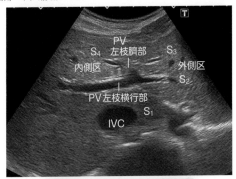

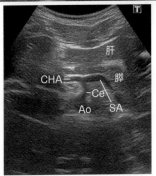

心窩部横走査

PV：門脈，IVC：下大静脈，Ce：腹腔動脈，CHA：総肝動脈，SA：脾動脈，Ao：大動脈.

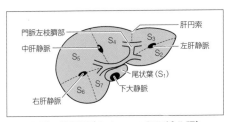

肝臓の横断面（クイノーの肝区域分類）

S_8はS_5の頭側にある.

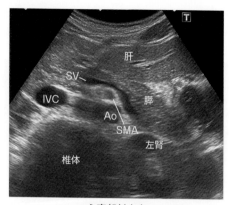

心窩部斜走査

SV：脾静脈，SMA：上腸間膜動脈，Ao：大動脈，IVC：下大静脈．

③右肋骨弓下走査：肝臓，右・中肝静脈，門脈，胆嚢，右腎など．
④右季肋部縦走査：肝臓，胆嚢，門脈，下大静脈など．
⑤右季肋部斜走査：総胆管，門脈，総肝動脈，膵臓など．

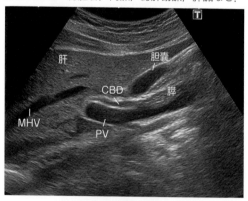

右季肋部斜走査

CBD：総胆管，PV：門脈，MHV：中肝静脈．

⑥右肋骨弓下縦走査：肝右葉，右腎など．
⑦右肋間走査：肝右葉，右肝静脈，門脈，右腎，胆嚢など．
⑧左肋間走査：脾臓，脾静脈，左腎，膵臓（尾部）など．

　＊腎臓は背側で検査することもある．

肝臓

1. 正常超音波像

①肝表面は平滑で肝縁は鋭角，実質エコーレベルは腎実質と同じかやや高エコーを呈し，実質密度は微細，実質エコー分布は均一である．

②肝内は門脈，肝静脈，肝動脈，胆管が走行しており，肝区域は門脈，肝静脈を指標とし8区域に分類される（クイノーの肝区域分類）．

③門脈は肝門部で左右に分かれ，門脈左枝は左枝横行部から左枝臍部へ，そして外側区域，内側区域へと走行する．門脈右枝は前枝，後枝に分かれ肝右葉内を走行する．

④肝静脈は左肝静脈，中肝静脈，右肝静脈からなり，下大静脈へとつながる．下大静脈は通常吸気で径が小さくなり，呼気で大きくなる．また，肝静脈も呼吸により径が変化する．

⑤肝動脈は通常，描出されない．

⑥胆管は末梢では観察できない．

2. 異常超音波像

(1) びまん性病変

①脂肪肝：肝腎コントラスト上昇，実質エコーレベル上昇（bright liver，高輝度肝），深部エコー減衰，肝内脈管の不明瞭化，胆嚢周囲の限局性低脂肪域．

②急性肝炎：肝腫大，実質エコーレベル低下，門脈壁輝度上昇，胆嚢内腔の狭小化．

③慢性肝炎：肝腫大，辺縁鈍化，肝表面の軽度不整，軽度の脾腫．

④肝硬変：肝左葉・尾状葉の腫大，肝右葉の萎縮，辺縁鈍化，肝表面の不整，実質エコーの粗雑化，肝内脈管の狭小化，脾腫，側副血行路，腹水を認めることがある．

⑤うっ血肝：肝静脈・下大静脈の拡張と呼吸性変動低下，肝腫大．

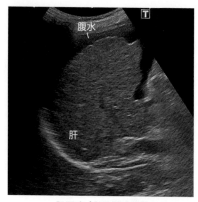

肝硬変（右肋間走査）
実質エコーの粗雑化，肝表面不整，肝内脈管の狭
小化，腹水を認める．

（2）占拠性病変

①肝嚢胞：無エコー腫瘤，後方エコー増強（音響増強），側方陰影．

②肝血管腫：良性腫瘍．多くが高エコー腫瘤を呈する．大きな病変
では等〜低エコー腫瘤もみられる．辺縁高エコー帯（marginal
strong echo），カメレオンサイン（体位変換による超音波像の変
化）．

③肝細胞がん：モザイクパターン，nodule in nodule（腫瘍内に輝
度の異なる結節が出現），辺縁低エコー帯（halo），側方（または
外側）陰影（lateral shadow），後方エコー増強（音響増強），門脈・
肝静脈の腫瘍塞栓，ハンプサイン（hump sign，腫瘍が肝表面上
にこぶ状にとび出ている像）．

④転移性肝がん：原発巣を反映し，さまざまな像を呈する．多発傾
向．ブルズアイサイン（bull's eye sign，幅広い辺縁低エコー帯），
クラスターサイン（cluster sign）．中心部壊死（中心部無エコー），
石灰化，がん臍．

⑤胆管細胞がん：境界不明瞭，不整な充実性腫瘤．末梢の胆管拡張
を伴うことがある．

⑥肝膿瘍：発症から膿瘍の状態によりさまざまな超音波像を呈す
る．辺縁不整，境界不明瞭，大きさ・内部エコーは変化する．

5 胆嚢

1．正常超音波像

胆嚢は肝右葉下面にある胆嚢窩に存在する西洋梨型の臓器．胆嚢壁厚は3mm以下，平滑な高エコーを呈する．胆嚢内部は無エコーである．胆嚢と胆管をつなぐ胆嚢管は明瞭に描出することがむずかしい．食後は胆汁分泌により胆嚢は収縮し，壁が肥厚するため，胆嚢の観察ができない．検査前は絶飲食．

2．異常超音波像

①胆嚢結石（胆石）：ストロングエコー（strong echo）．ストロングエコーは体位変換による可動性をもつ．音響陰影．

②急性胆嚢炎：腫大，胆嚢壁肥厚，胆泥，胆石を伴うことが多い．

③慢性胆嚢炎：萎縮，胆嚢壁肥厚，胆泥，胆石を伴うことが多い．

④胆嚢腺筋腫症：胆嚢壁肥厚（限局型，分節型，びまん型），Rokitansky-Aschoff sinus（RAS，小嚢胞），コメット様エコー．

⑤胆嚢ポリープ：コレステロールポリープが多い．高エコーの小隆起性病変，可動性なし．

⑥胆嚢がん：不均一で不整な胆嚢壁肥厚，腫瘤状．

⑦胆嚢腺腫：良性ポリープ性病変．コレステロールポリープよりエコーレベルが低い．

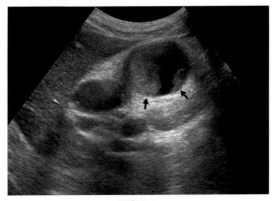

胆嚢がん
胆嚢体部〜底部に広基性（茎をもたない）の表面不整な隆起性病変を認める．

6　胆管

1．正常超音波像

①肝内胆管，肝外胆管に分けられる．肝外胆管では左右肝管が肝門部で合流し総肝管となり，胆嚢管が総肝管に合流後，総胆管となる．

②正常超音波では総胆管径は7mm以下，内部無エコーの管腔構造として描出される．胆摘後，肝外胆管は拡張し，直径が10mm以上になるときもある．

2．異常超音波像

①総胆管結石：高エコー結石像，結石より肝臓側の胆管拡張．

②胆管がん：胆管内腔の腫瘤（不明瞭なことが多い），腫瘤より肝臓側の胆管拡張．

③①および②において，胆管の狭窄・閉塞により閉塞性黄疸を起こすことがある．また，そのとき，パラレルチャンネルサインやショットガンサインを認めることがある．

・パラレルチャンネルサイン（parallel channel sign）：肝内胆管拡張と肝内の門脈が平行して描出される像．

・ショットガンサイン（shotgun sign）：総胆管拡張像．

7　膵臓

1．正常超音波像

心窩部横走査で脾静脈の腹側に位置する．消化管ガスの影響を受けやすく，食後は描出不良である．プローブでの圧迫や半座位，脱気水の飲水で描出が良好になることがある．実質エコーは均一，微細な顆粒状．膵管は膵体部で描出しやすく，正常は径2mm以下である．

2．異常超音波像

①急性膵炎：腫大，実質エコーレベル低下，膵周囲の液体貯留．

②慢性膵炎：膵石，膵管の不整拡張．膵全体に分布する石灰化．

③膵がん：限局性腫大，不明瞭低エコー腫瘤，末梢側の膵管拡張．

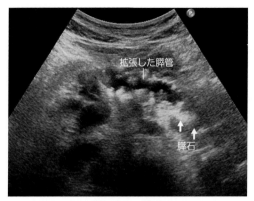

慢性膵炎・膵石
拡張した膵管内に多数の大小不同の膵石を認める.

 脾臓

1．正常超音波像
　左肋間走査で横隔膜と左腎の間にある．脾門部に膵尾部を認めることがある．実質エコーは均一，肝臓と同等のエコーレベルである.

2．異常超音波像
・脾腫：肝硬変，血液疾患，感染症などでみられる.

 腎臓・尿路

1．正常超音波像
　腎臓の大きさは長径約10cm，短径約5cm，ソラマメ型を呈する．腎実質と腎洞部からなる．腎実質は皮質と髄質に分けられ，皮質は肝実質エコー輝度と同等か低い．髄質は皮質よりエコー輝度は低く，低～無エコーに描出される．腎洞部は腎臓の中心部にあり，腎盂腎杯，腎動脈，腎静脈，脂肪組織からなる．腎洞部は高輝度を呈し，中心部エコー（CEC）とよばれる．尿管は正常では描出されない.

2．異常超音波像
①腎囊胞：類円形無エコー，後方エコー増強.
②多発性囊胞腎：両側の腎臓は腫大し，多数の大小不同の囊胞と腎実質の菲薄化を認める．遺伝性疾患．肝囊胞を合併することが多い.

③水腎症：尿管結石，腎盂腫瘍，尿管腫瘍などが原因で起こる．腎盂腎杯が拡張するため，中心部エコーに無エコー域がみられる．尿管の拡張を認める．水腎症を認めた場合，原因となる疾患を調べる．

④慢性腎不全：糖尿病性腎症，慢性糸球体腎炎，多発性嚢胞腎などが原因で起こる．萎縮，腎表面不整，実質の菲薄化，皮質エコー輝度上昇，中心部エコーの不明瞭化が慢性腎不全の進行とともにみられる．糖尿病性腎症が原因の場合は萎縮しにくい．

⑤腎細胞がん：等～高エコーの腫瘤．腎表面に突出することが多い．

⑥腎結石，尿管結石：腎結石は腎盂腎杯に多い．尿管結石は尿管が拡張し，水腎症を伴うことが多い．結石は高輝度に描出され，音響陰影を伴う．腎の小結石は音響陰影を伴わないことがある．

10 消化管

1．正常超音波像

①消化管壁は5層構造をなしており，蠕動運動を認める．壁の肥厚や変形，層の乱れ，内腔の拡張，蠕動運動のない部分は異常を疑う．

②食道では頸部食道が甲状腺左葉の背側に認められ，腹部食道が肝左葉と大動脈の間に存在し，食道胃接合部，胃へと続く．胃壁構造の観察には胃脱気水充満法がよい．

③大腸は盲腸，上行結腸，横行結腸，下行結腸，S状結腸，直腸に分けられる．結腸にはハウストラを反映したガス像を認め，特に上行結腸，横行結腸に多い．

④虫垂は盲腸から連続する蠕動運動を認めない管腔構造として描出される．

2．異常超音波像

①腫瘍性疾患：腫瘍により消化管壁が肥厚し，低エコーを呈する．また，内腔は消化管ガスが高エコーで描出され，腎臓の超音波像に似ているためシュードキドニーサイン（pseudokidney sign，偽腎徴候）とよばれる．

②イレウス（腸閉塞）：腸管が拡張する．小腸イレウスではケルクリング皺襞を認める〔キーボードサイン（keyboard sign）〕．

③虫垂炎：腫大，糞石，壁肥厚，回盲部付近のリンパ節腫大など．

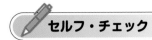

セルフ・チェック

A 次の文章で正しいものに〇，誤っているものに×をつけよ．

	〇	×
1. 右肋間走査で膵臓の観察ができる．	□	□
2. 心窩部横走査で脾臓の観察ができる．	□	□
3. 心窩部縦走査で上腸間膜動脈の観察ができる．	□	□
4. 脂肪肝では実質のエコーレベルが上昇する．	□	□
5. 脂肪肝では深部エコー減衰がみられることがある．	□	□
6. 急性肝炎では肝臓が萎縮する．	□	□
7. 肝硬変では肝表面が平滑である．	□	□
8. 肝硬変では肝内脈管が不明瞭になる．	□	□
9. うっ血肝は肝内胆管拡張を認める．	□	□
10. 肝囊胞は音響陰影がみられる．	□	□
11. 肝血管腫は悪性腫瘍である．	□	□
12. 肝血管腫では辺縁低エコー帯を認める．	□	□
13. 肝細胞がんでは bull's eye sign を認める．	□	□
14. 転移性肝がんはモザイクパターンが特徴である．	□	□
15. 胆囊結石では音響陰影がみられることがある．	□	□
16. 急性胆囊炎ではコメット様エコーを認める．	□	□
17. 胆囊腺筋腫症では壁内に RAS を認める．	□	□
18. 胆囊がんでは不整な壁肥厚を認める．	□	□
19. 慢性膵炎では膵腫大と液体貯留を認めることがある．	□	□
20. 大腸がんでは pseudokidney sign を認めることがある．	□	□

A 1-×（肝臓，胆囊，右腎など），2-×（肝臓，膵臓など．脾臓を観察できるのは左肋間走査），3-〇，4-〇，5-〇，6-×（腫大），7-×（不整），8-〇，9-×（肝静脈と下大静脈の拡張），10-×（音響増強），11-×（肝臓の良性腫瘍のなかで最も多い），12-×（辺縁高エコー帯），13-×（bull's eye sign は転移性肝がん．肝細胞がんはモザイクパターン，辺縁低エコー帯，音響増強など），14-×（転移性肝がんは bull's eye sign，cluster sign，中心部無エコー，石灰化など．原発巣を反映し，多彩な像を示す），15-〇，16-×（コメット様エコーは胆囊腺筋腫症），17-〇，18-〇，19-×（膵管不整拡張，膵石），20-〇

B

1. 右肋骨弓下走査の超音波像を示す.
この画像で**認められない**のはどれ
か.
    □ ① 横隔膜
    □ ② 下大静脈
    □ ③ 胆 嚢
    □ ④ 肝 臓
    □ ⑤ 門 脈

2. 腹部超音波検査で描出しやすいのはどれか.
    □ ① 肝臓は左肋骨弓下走査で行う.
    □ ② 胆嚢は心窩部縦走査で行う.
    □ ③ 総胆管は心窩部斜走査で行う.
    □ ④ 膵臓は右肋間走査で行う.
    □ ⑤ 脾臓は左肋間走査で行う.

3. 超音波検査における肝細胞がんの所見で**誤っている**のはどれ
か.
    □ ① モザイクパターン
    □ ② ブルズアイサイン
    □ ③ 辺縁低エコー帯
    □ ④ ハンプサイン
    □ ⑤ 側方陰影

B　1-③(右肝静脈と中肝静脈が描出されている右肋骨弓下走査の超音波像.
横隔膜,下大静脈,肝臓,門脈は描出されているが,胆嚢は描出されていな
い),2-⑤(②心窩部縦走査では肝左葉,腹部大動脈,膵臓など,③総胆管は右
季肋部斜走査で描出され,総胆管径はこの描出画像で計測することが多い,④
膵臓は心窩部横走査),3-②(ブルズアイサインは転移性肝がん)

4．心窩部横走査による上腹部の
　超音波像を示す．
　矢印で示すのはどれか．

- □ ① 左肝静脈
- □ ② 中肝静脈
- □ ③ 右肝静脈
- □ ④ 門脈左枝
- □ ⑤ 門脈右枝

5．超音波検査で食後に最も描出不良となるのはどれか．

- □ ① 肝　臓
- □ ② 脾　臓
- □ ③ 膵　臓
- □ ④ 腎　臓
- □ ⑤ 虫　垂

6．脂肪肝に特徴的な超音波所見はどれか．**2つ選べ**．

- □ ① ハロー（halo）
- □ ② 音響陰影
- □ ③ 高輝度肝（bright liver）
- □ ④ 肝腎コントラスト増強
- □ ⑤ モザイクパターン

7．肝細胞がんと肝囊胞に共通してみられる超音波検査所見はどれか．

- □ ① ハロー（halo）
- □ ② 境界部不明瞭
- □ ③ 内部無エコー
- □ ④ 後方エコー増強
- □ ⑤ モザイクパターン

B　4-④（画像は肝臓，門脈，下大静脈が描出されている．④矢印は門脈左枝横行部．門脈本幹から左枝横行部と右枝に分かれる），5-③，6-③と④（①肝細胞がんなど，②結石など，⑤肝細胞がん），7-④（①肝細胞がんのみ，②肝細胞がんは不明瞭になることがある，③肝囊胞のみ，⑤肝細胞がんのみ）

8．胆嚢超音波について正しい組合せはどれか．

- ☐ ① 胆嚢がん ――――― 後方エコー増強
- ☐ ② 胆嚢炎 ――――――― 乳頭状突出
- ☐ ③ 胆　石 ――――――― 壁肥厚
- ☐ ④ 腺　腫 ――――――― 音響陰影
- ☐ ⑤ 胆嚢腺筋腫症 ―― コメット様エコー

9．疾患と超音波所見の組合せで誤っているのはどれか．

- ☐ ① 肝硬変 ――――――― モザイクパターン
- ☐ ② 急性膵炎 ――――― 液体貯留
- ☐ ③ 急性胆嚢炎 ―― 胆嚢壁肥厚
- ☐ ④ 腎嚢胞 ――――――― 内部無エコー
- ☐ ⑤ 大腸がん ――――― pseudokidney sign（偽腎徴候）

10．左腎の超音波縦断面像を示す．
矢印で示す病変の超音波所見で
正しいのはどれか．

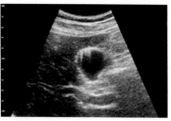

- ☐ ① 形状は不整である．
- ☐ ② 境界は明瞭である．
- ☐ ③ 内部は高エコーである．
- ☐ ④ 辺縁に低エコー帯を認める．
- ☐ ⑤ 後方エコーは減弱している．

11．腹部超音波像を示す．
胆嚢内にみられる所見
はどれか．

- ☐ ① 音響陰影
- ☐ ② レンズ効果
- ☐ ③ サイドローブ
- ☐ ④ コメット様エコー
- ☐ ⑤ ミラーイメージ

Ｂ　8-⑤（①不均一で不整な壁肥厚，②壁肥厚，③音響陰影，④乳頭状突出），
9-①（モザイクパターンが認められるのは肝細胞がん），10-②，11-④

14　血管超音波検査

A　頸動脈

学習の目標
□ 臨床的意義　　　　　　　　□ 検査：内膜中膜複合体厚，
□ 解剖　　　　　　　　　　　　　ドプラ入射角，プラーク

 頸動脈超音波検査の臨床的意義

　狭窄・閉塞の評価（高度狭窄は虚血性脳血管障害の発症率を高める），全身の動脈硬化の指標，高安動脈炎，動脈解離，瘤などの頸動脈病変の評価，心臓・大血管手術前の評価.

 解剖

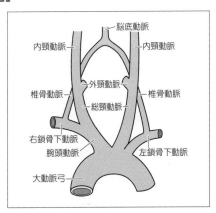

①総頸動脈：
・右：腕頭動脈から起始.
・左：大動脈弓から起始.
②内頸動脈：Willis（ウィリス）動脈輪に流入する. 頭蓋内の栄養血管.
③外頸動脈：上甲状腺動脈, 舌動脈などが分岐し, 主に頭蓋外に血

液を供給する.

④椎骨動脈:鎖骨下動脈から起始. 頭蓋内の栄養血管. 左右の椎骨
動脈は合流し, 脳底動脈を形成し, Willis動脈輪に流入する.

 検査

①プローブ:主にリニア型プローブ. 深部, 広範囲の観察時はセク
タ型, コンベックス型を使うこともある.

②被検者:仰臥位, 枕を使わず顎を軽く上げ, 顔は軽く反対側に傾
ける. 左右片側ずつ測定.

③Bモード:血管径, 内膜中膜複合体厚(IMT), プラークの有無・
性状などを観察する.

④カラードプラ法:血流の向き, 血管の狭小化, 狭窄時にみられる
モザイク血流, 低輝度プラークの観察.

⑤パルスドプラ法:超音波ビームと血管の角度(ドプラ入射角)を
60°以下にする. 角度はプローブの圧迫やスラント機能, サンプ
リングの位置により調整. サンプルボリュームを血管径の半径よ
りやや大きいサイズに設定し, 血流速度測定, 血流波形パターン
を観察.

⑥連続波ドプラ法:狭窄部の高速血流速度測定.

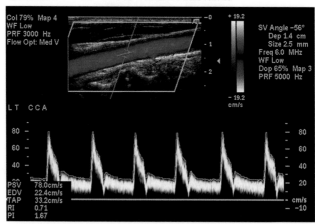

パルスドプラ法(総頸動脈)

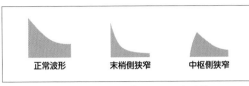

血流波形パターン（パルスドプラ法）

計測部より末梢側に高度狭窄があるときは拡張期の血流速度が低下する．中枢側に高度狭窄があるときは血流波形の立ち上がりが緩徐となる．

 ## 正常超音波像

①総頸動脈：血管径7.0±0.9mm．最高血流速度90±20cm/s.

・内膜中膜複合体厚（IMT）：1mm以下．

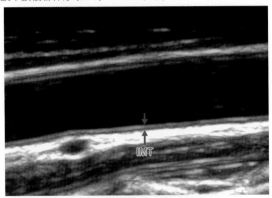

総頸動脈，IMT

②頸動脈洞：内頸動脈，外頸動脈への分岐部．

・頸動脈洞から内頸動脈，外頸動脈にかけてプラークが好発する．

③内頸動脈，外頸動脈：内頸動脈と外頸動脈の鑑別．

・拡張期血流速度：内頸動脈＞外頸動脈．

・血管径：内頸動脈＞外頸動脈．

・血管の分岐：内頸動脈は頭蓋内に入るまで分岐しない．外頸動脈は分岐する血管がある．

④椎骨動脈：総頸動脈の外側に位置する．

・血管は椎骨の横突起の音響陰影の間から観察する．

5 異常超音波像

　動脈硬化が進行すると，頸動脈超音波検査ではIMTの肥厚からプラーク形成，血管の狭窄・閉塞へと進行する病変を認める.

　①内膜中膜複合体厚（IMT）：動脈硬化により肥厚する.

　②プラーク：IMTが1.0mmを超え，血管内腔に限局的に突出した病変. 大きさのほか，プラーク表面や内部性状を観察する.

・高度狭窄の場合は狭窄率を算出する（NASCET法，面積法など）.

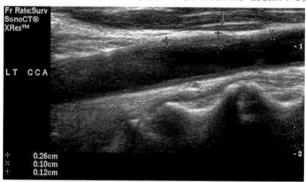

総頸動脈，プラーク
径0.26cmの等輝度エコープラークを認める.

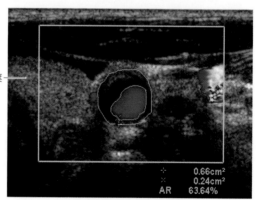

甲状腺 左葉

左総頸動脈の狭窄（面積法）
左総頸動脈に63.64%の狭窄を認める.

〈プラーク観察の注意点〉

①低輝度プラーク：脳血管の塞栓源．描出しづらいためカラードプラ法やBモードのゲインをあげて観察する．

②高輝度プラーク：石灰化，音響陰影のため描出しづらいことがある．プローブを当てる角度を変え，観察する．

③可動性プラーク：プラークが血管から剝がれるおそれがあり，脳血管の塞栓源になる．迅速な対応をしなければいけない．

・プラークは，周囲の筋組織と同程度の輝度のプラークを等輝度プラークとする．

③収縮期最高血流速度の増加：200cm/s以上のときは高度狭窄を疑う．石灰化による音響陰影のため狭窄率が測定できない病変は，血流速度による狭窄の評価を行う．

B　下肢静脈

学習の目標

☐ 臨床的意義　　　　　　☐ カラードプラ法，ミルキング法，圧迫法
☐ 深部静脈血栓症

下肢静脈超音波検査の臨床的意義

深部静脈血栓症（DVT），静脈瘤を評価する．

深部静脈血栓症（DVT）の病因

Virchow（ウィルヒョウ）の3成因：①血流うっ滞（長期臥床，妊娠など），②血管壁損傷（手術，カテーテル留置，外傷など），③血液凝固能亢進．

解剖

下肢静脈は深部静脈，表在静脈，穿通枝からなる．

①深部静脈：腸骨静脈，総大腿静脈，大腿深静脈，大腿静脈，膝窩
　静脈，腓腹静脈，前脛骨静脈，後脛骨静脈，腓骨静脈，ヒラメ静
　脈，足底静脈．
②表在静脈：大伏在静脈，小伏在静脈．
③穿通枝：表在静脈と深部静脈を連絡する静脈．

4 深部静脈血栓症（DVT）の検査

①プローブ：骨盤部はコンベックス型，セクタ型．大腿，膝窩，下
　腿はリニア型，コンベックス型．
②被検者：仰臥位，検査側の足を外転させる．下腿は座位で観察す
　る．
③方法：
・Bモード，カラードプラ法：外腸骨静脈，鼠径部より総大腿静
　脈，次に末梢側の血管へと観察を進める．血栓，静脈血流の有無
　を確認．
・ミルキング法*：観察部より末梢側の筋肉を圧迫し，静脈血流
　量，血流速度を増加させる．血流変化が乏しいときは血栓が疑わ
　れる．
・圧迫法*：静脈はプローブで圧迫すると容易に変形する．変形が
　乏しい，または変形しない場合は血栓が疑われる．
　*ミルキング法や圧迫法は血栓を遊離させるおそれがあるため，慎重に行う．
④超音波像：
・正常：血管腔内は無エコー．
・異常：急性期の血栓は低エコーを呈し，器質化した血栓は等～高
　エコーを呈する．低エコー輝度の血栓はBモードでは描出しづら
　い．血栓の有無はカラードプラ法で確認する．

5 症例

①深部静脈血栓症（DVT）：深部静脈が血栓により閉塞し，還流障
　害を起こした状態．肺塞栓症の原因の一つ．下肢に発生すること
　が多い（下肢の腫脹，疼痛，色調変化）．骨盤内静脈，大腿静脈，
　下腿静脈に静脈血栓ができやすい．
・腸骨静脈圧迫症候群：左総腸骨静脈が腰椎と右総腸骨動脈により

圧排され，血流障害が生じるもの．血栓ができやすい．そのため，深部静脈血栓症は右下肢より左下肢に多い．

②下肢静脈瘤：静脈瘤は表在静脈が拡張，屈曲蛇行する疾患．静脈弁の機能低下により血液が逆流し静脈瘤が形成される一次性静脈瘤と，深部静脈血栓症などが原因の二次性静脈瘤に分けられる．下肢静脈瘤は一次性静脈瘤が多い．超音波検査では静脈の拡張と逆流性血流の有無を調べる．

C 大動脈・腹部動脈

学習の目標
☐ 腹部大動脈瘤　　　　　☐ 大動脈解離

解剖

大動脈は心臓から拍出された血液が通る動脈の本幹である．左心室の大動脈口から始まり，胸部大動脈を経て，横隔膜を貫いた後は腹部大動脈となる．腹部大動脈は近位側から腹腔動脈*，上腸間膜動脈*，左右の腎動脈，下腸間膜動脈に分岐後，臍部付近で左右の総腸骨動脈に分岐する．

*13章 腹部超音波検査の写真を参照．

検査

①検査体位は仰臥位．コンベックス型プローブを用いて検査する．
②血管の拡張，狭窄，瘤の有無，形態や状態，血管壁の状態，血流，フラップの有無を観察し，血管径*や血流速度を計測する．

*血管径：外膜間距離で測定．

正常超音波像

血管壁は平滑を呈する．腹部大動脈径の基準値は20mm．

4 症例

①腹部大動脈瘤：大動脈の全周または一部が生理的限界を超えて拡張した状態のこと．腹部大動脈瘤は動脈硬化や外傷，炎症，感染症などが原因で起こる．壁構造から真性，解離性，仮性に分けられ，真性瘤が最も多い．形状から血管径が正常の1.5倍以上拡張した紡錘状瘤と嚢状瘤に分類され，紡錘状瘤が多い．紡錘状瘤では腹部大動脈径が50mm以上，または瘤が6カ月で5mm以上拡大していれば手術を考慮する．嚢状瘤は瘤径に関係なく，拡大傾向を認めれば手術適応になる．検査時に拍動が強く触れる場合，大動脈瘤の破裂を起こす危険があるため，プローブで強く圧迫してはいけない．

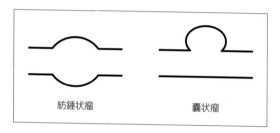

紡錘状瘤　　　　　　　嚢状瘤

②大動脈解離：大動脈壁が中膜レベルで2層に剥離し，動脈走行に沿ってある長さをもち2腔になった状態のこと．フラップにより動脈腔である真腔と解離腔である偽腔に分けられる．胸部大動脈から腹部大動脈にかけて連続した解離が多く，突然，胸や背中に激痛が起き発症する．大動脈解離は死亡率の高い疾患であり，早急に治療しなければいけない．

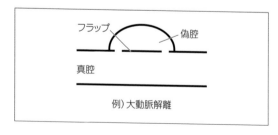

フラップ　　　　　　　偽腔

真腔

例) 大動脈解離

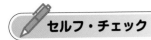

セルフ・チェック

A 次の文章で正しいものに○，誤っているものに×をつけよ．

		○	×
1.	頸動脈超音波検査は全身の動脈硬化を評価できる．	☐	☐
2.	内頸動脈と外頸動脈が脳の栄養血管である．	☐	☐
3.	内膜中膜複合体厚の正常は2mm以下である．	☐	☐
4.	低輝度プラークは脳梗塞の原因になる．	☐	☐
5.	血流波形パターンより中枢側，末梢側の狭窄が推測できる．	☐	☐
6.	プラークは総頸動脈にできやすい．	☐	☐
7.	狭窄率が計測できない病変は血流速度から狭窄の有無や程度を評価できる．	☐	☐
8.	DVTは肺塞栓症の原因の一つである．	☐	☐
9.	下肢静脈超音波検査ではセクタ型プローブのみを使う．	☐	☐
10.	急性期の血栓は高エコーを呈する．	☐	☐
11.	ミルキング法とは血管を圧迫し血栓の有無を調べる検査である．	☐	☐

A 1-○，2-×（内頸動脈と椎骨動脈），3-×（1mm以下），4-○，5-○，6-×（頸動脈洞から内頸動脈，外頸動脈にかけてできやすい），7-○，8-○，9-×（リニア型，コンベックス型も使う），10-×（低エコーを呈し，Bモードでは明瞭でないことがあるため，カラードプラ法にて確認する），11-×（ミルキング法とは観察部より末梢側の筋肉を圧迫し，静脈血流量，血流速度の増加があるか確認し，血栓の有無を調べる方法）

B

1. 頸動脈の超音波検査で主に使用するプローブの形状（型）はどれか.
   - ☐ ① アーク
   - ☐ ② セクタ
   - ☐ ③ リニア
   - ☐ ④ ラジアル
   - ☐ ⑤ コンベックス

2. 超音波像を示す.
   使用されている表示法はどれか. **2つ選べ.**
   - ☐ ① Aモード法
   - ☐ ② Bモード法
   - ☐ ③ Mモード法
   - ☐ ④ カラードプラ法
   - ☐ ⑤ パルスドプラ法

   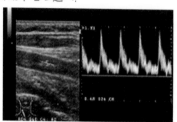

3. 総頸動脈の超音波像を示す.
   内膜中膜複合体厚（IMT）は
   どれか.
   - ☐ ① 1
   - ☐ ② 2
   - ☐ ③ 3
   - ☐ ④ 4
   - ☐ ⑤ 5

   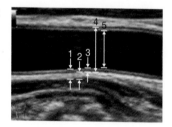

B 1-③, 2-②と⑤（左がBモード, 右がパルスドプラ法）, 3-③（内腔側から1層目の高エコー帯と2層目の低エコー帯の距離を計測する）

4. 頸部血管・頸動脈超音波検査について**誤っている**のはどれか.

- ☐ ① プラークは脳塞栓のリスクとなる.
- ☐ ② 内膜中膜複合体厚(IMT)は全身の動脈硬化の指標となる.
- ☐ ③ 内頸動脈は外頸動脈に比べて細い.
- ☐ ④ 腕頭動脈から分岐するのは右総頸動脈である.
- ☐ ⑤ 内頸動脈と椎骨動脈は脳を養い,外頸動脈は主に頭蓋外構造を養う.

5. 頸動脈エコー検査について**正しい**のはどれか.**2つ選べ**.

- ☐ ① 仰臥位で検査する際には頸部が伸展するよう枕を使用したほうがよい.
- ☐ ② 首はできるだけ横に向けたほうが評価しやすい.
- ☐ ③ 主にセクタ型プローブを用いて検査を行う.
- ☐ ④ 内頸動脈血流は外頸動脈血流に比べ拡張期血流速度が速い.
- ☐ ⑤ 内膜中膜複合体厚(IMT)は1 mm以下を正常とする.

6. 深部静脈血栓症(DVT)について**誤っている**のはどれか.

- ☐ ① DVTは急性肺血栓塞栓症の原因の一つである.
- ☐ ② 腸骨静脈圧迫症候群における右総腸骨静脈はDVTの好発部位である.
- ☐ ③ 下腿のヒラメ静脈内血栓は下肢腫脹を伴わずDVTを発症することが多い.
- ☐ ④ 超音波検査において静脈を直接圧迫すると静脈内腔は容易に変形する.
- ☐ ⑤ 急性期(発症2週間以内)の血栓充満血管は正常の静脈より拡大している.

B 4-③(血管径は,内頸動脈>外頸動脈),5-④と⑤(①枕は使用しない,②傾けすぎはよくない,③主にリニア型を使う.広範囲観察時はセクタ型,コンベックス型を使用することもある),6-②(左総腸骨静脈)

7．下肢静脈超音波検査について**誤っている**のはどれか．

- □ ① 下肢静脈の走行は，深部静脈・表在静脈・穿通枝に分類される．
- □ ② Virchowの3因子とは，血流のうっ滞・血管壁損傷・血液凝固能亢進である．
- □ ③ 静脈瘤とは，立位時に表在静脈が拡張し，屈曲蛇行した状態である．
- □ ④ 深部静脈血栓症とは深部静脈が血栓により閉塞し，還流障害をきたした状態である．
- □ ⑤ 急性期の静脈閉塞による血栓のエコー輝度は高エコーとなる．

15　骨盤腔超音波検査

1 検査

①コンベックス型プローブを主に使用.

②膀胱充満法：尿を充満させ膀胱壁を伸展し観察する．膀胱内部が明瞭に描出でき，また膀胱を音響窓とすることができ，骨盤腔内の臓器の観察がしやすくなる．

2 女性骨盤腔

1．正常超音波像

①子宮は膀胱の背側に位置し，洋梨様である．子宮内膜エコーは月経周期とともに変化する．

②子宮底部の両側に卵巣が位置する．

2．婦人科疾患

①子宮筋腫：子宮に連続した類円形腫瘤で，大きくなると子宮内腔は変形する．

・90％以上が体部にでき，高頻度に認められる．

②卵巣嚢腫：3cm以上の嚢胞性腫瘤．

③卵巣内膜症性嚢胞：血液が貯留した嚢胞．チョコレート嚢胞ともよばれる．

④卵巣腫瘍：多房性，嚢胞性の腫瘍が多い．腹水を合併することがある．

3．妊娠・胎児

①妊娠早期：子宮内に胎嚢を認める（妊娠4～5週）．

②妊娠8週頃：胎嚢内に胎芽を認める．

③異所性妊娠（子宮外妊娠）：妊娠反応は陽性であるが子宮内に胎嚢が認められない場合，異所性妊娠を疑う．超音波検査では正常

とは異なる部位に胎囊を認める．好発部位は卵管．異所性妊娠は
全妊娠の約1％にみられる．

4．胎児スクリーニング

　胎児の形態・発育異常，胎盤や臍帯の異常の検索，羊水量の計測な
どが行われる．

 男性骨盤腔

1．正常超音波像

　前立腺は膀胱の下方（背側）に位置する栗の実状の臓器．

2．前立腺疾患

　①前立腺肥大：最大横径5cm以上．肥大が進むにつれ球形に近づ
　　く．
　②前立腺がん：不整な低エコー腫瘤．

 膀胱

1．正常超音波像

　膀胱内の尿量により壁の厚さと形状は変化する．観察は必ず尿で充
満した状態で行う．内腔は無エコー．壁は薄い．

2．異常超音波像

　①膀胱がん：乳頭状の腫瘤，壁の限局肥厚．
　②膀胱結石：高エコー像，音響陰影．

 骨盤腔超音波検査

膀胱，子宮，前立腺の解剖学的位置と正常超音波像を覚えましょう．

尿が膀胱に充満するとそれが音響窓になり，その後ろの臓器が描出されや
すくなる（膀胱充満法）．超音波像は超音波が反射することにより作られる
が，反射は媒質の異なる面に垂直に超音波が入射するときに起こる（尿は均
一なので画像的には黒くなる）．また，反射は超音波を減衰させるが，尿の
場合は超音波の減衰が小さく，尿が充満した膀胱の後ろは減衰の小さい超音
波が当たるため，子宮や卵巣，前立腺の描出がよくなる．膀胱自体は尿
が充満している方が膀胱の内部が観察しやすい．
CTやMRIでも，膀胱を撮像するときは膀胱に尿を溜めて行う．

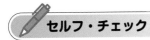

セルフ・チェック

A 次の文章で正しいものに○，誤っているものに×をつけよ．

	○	×
1. 子宮は膀胱の腹側にある．	☐	☐
2. 妊娠早期に胎芽を認める．	☐	☐
3. 前立腺は膀胱の背側に認める．	☐	☐
4. 膀胱充満法は心窩部周囲の臓器の観察に適している．	☐	☐
5. 子宮筋腫は類円形腫瘤として描出される．	☐	☐
6. 前立腺肥大が進むと前立腺は球形に近づく．	☐	☐

B

1. 下腹部正中横走査による男性
   の骨盤腔の超音波像を示す．
   矢印で示すのはどれか．
   ☐ ① 精　嚢
   ☐ ② 前立腺
   ☐ ③ 直　腸
   ☐ ④ 尿　道
   ☐ ⑤ 膀　胱

2. 正常妊娠期間中，最も早い時期に出現する超音波検査の所見
   はどれか．
   ☐ ① 胎　芽
   ☐ ② 胎　嚢
   ☐ ③ 羊　水
   ☐ ④ 胎　盤
   ☐ ⑤ 胎児心拍

A 1-×（背側），2-×（胎嚢），3-○，4-×（骨盤腔内の臓器の観察に適する），
5-○，6-○
B 1-②（画像は膀胱と前立腺が描出されている），2-②

3．超音波検査における前処置について正しいのはどれか．

□ ① 胆嚢の超音波検査は空腹状態で脱気水を飲用させて実施した．

□ ② 昼食直後であったので乳腺の超音波検査を延期した．

□ ③ 経腹的エコーによる前立腺検査は，絶飲食が必要である．

□ ④ 胃透視検査の後に腹部超音波検査を施行した．

□ ⑤ 子宮の超音波検査で，検査前2〜3時間は排尿を禁止した．

B 3-⑤（①絶飲食で行う，②，③の検査では，食事は検査に関係ない，④胃透視検査は腹部超音波検査の後に行う）

16 体表超音波検査

検査

①リニア型プローブを主に使用.

②観察体位：

・甲状腺：仰臥位，頸背部に薄い枕を置き，頸部を伸展させる.

・乳腺：仰臥位，観察側の背側に枕を当てる.

・運動器：観察する組織，関節に合わせて体位を変える.

③Bモード法：各臓器，病変の観察・計測，周囲の観察.

・乳腺：縦横比・腫瘤の評価. 縦横比の基準は0.7，乳がんは縦横比が大きい傾向にある.

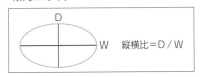

・運動器：組織や関節の動作時と静止時の観察をし，動きの評価，障害の原因を調べる.

④カラードプラ法：異常血流を調べる.

⑤パワードプラ法：関節に炎症が生じたとき，異常血流がみられる. 関節内の血流は速度が遅く，通常のカラードプラ法よりパワードプラ法が適する. 関節リウマチでは異常血流の程度から炎症を評価する.

⑥超音波エラストグラフィ：組織の硬さを画像化する. 浸潤性乳管がんの診断に用いられる.

2 甲状腺，副甲状腺

1．正常超音波像

①甲状腺は右葉と左葉があり，峡部でつながっている．気管を取り巻くように存在する．

②甲状腺前面に低エコーの前頸筋群が観察され，甲状腺はそれら筋群よりエコーレベルは高く，均質な像として描出される．

③男性は女性より甲状腺の位置が低い．

④頸部食道が甲状腺左葉背側に描出されることが多い．

⑤副甲状腺は通常，描出されない．

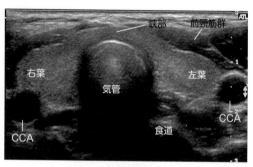

甲状腺横断像
CCA：総頸動脈．

2．異常超音波像

①Basedow（バセドウ）病：腫大，内部エコーレベル低下，実質の血流増加．

②橋本病：腫大，内部エコーレベル低下，不均質な内部エコー．

③亜急性甲状腺炎：圧痛部に一致した境界不明瞭な低エコー域．

④乳頭がん：甲状腺悪性腫瘍の90％以上．不整，不均質な低エコー腫瘤，微細石灰化による微細な高エコーが多発．

⑤悪性リンパ腫：甲状腺悪性腫瘍の1〜5％．極低エコー，後方エコー増強（音響増強）．

⑥副甲状腺腺腫：副甲状腺は腫大（低エコー腫瘤）し，甲状腺背側に認める．慢性腎不全患者に認めることがある．

3 乳腺

1．正常超音波像

①乳房は皮膚，皮下脂肪，乳腺，乳腺後隙の脂肪組織，大胸筋からなり，乳腺は脂肪組織より高エコーに描出される．

②皮下脂肪と乳腺の境界線を前方境界線といい，乳腺の観察では前方境界線の連続性をみる．病変により連続性が途切れることを断裂と表現し，がんが脂肪組織に浸潤していることが多い．

③乳腺は加齢とともに退縮し，脂肪に置き換わっていく．

④妊娠では乳腺が肥厚し，エコーレベルが低下する．妊娠後期から授乳期にかけて乳管拡張像を認める．

2．異常超音波像

①単純性嚢胞：境界明瞭な円形・楕円形の無エコー腫瘤．

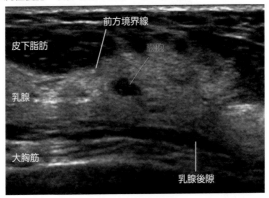

乳腺，単純性嚢胞

②線維腺腫：若年者に好発．良性腫瘍．楕円形から分葉形，縦横比が小さい低エコー腫瘤．粗大石灰化を伴うことがある．

③乳腺症：乳腺実質が豹紋状．

④乳がん：浸潤性乳管がん（硬性型，充実型，腺管形成型），非浸潤性乳管がんなど．浸潤性乳管がんの硬性型が多い．

・浸潤性乳管がん硬性型の超音波像：不整，極低エコー，境界不明瞭，後方エコー減衰，境界部高エコー（halo），縦横比大．

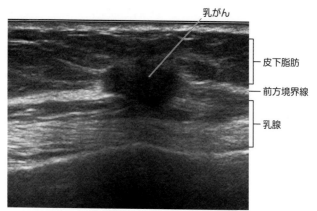

乳がん
皮下脂肪
前方境界線
乳腺

乳がん（浸潤性乳管がん硬性型）

不整，極低エコーを呈し，境界不明瞭．後方エコーは減弱し，
境界部高エコー（halo）を認める．
前方境界線が断裂しており皮下脂肪への浸潤が疑われる．

乳腺超音波検査

日本では乳がん患者が40〜50歳代の女性を中心に増加しており，2022年
のがん罹患数予測（国立がん研究センター）では乳がんが女性の第1位と
なっている．乳がん検診は現在，マンモグラフィが行われているが，乳腺
は年齢により密度が異なり，超音波検査もあわせて行うと乳がんの検出率
が高くなるといわれている．超音波検査診断装置は性能が向上し，乳腺も
以前より明瞭に描出できるようになっている．

乳腺超音波検査の技術をもつ臨床検査技師が増えたら，乳がんの早期発見
も増え，少しでも多くの乳がん患者を救うことができるでしょう．筆者は
その思いをもちながら，日々学生に指導しています．

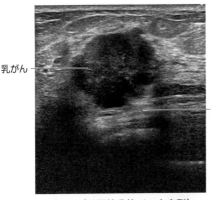

乳がん —

— 後方エコー増強

乳がん（浸潤性乳管がん充実型）

不整，境界明瞭，内部は不均一低エコー．後方エコーは増強．
縦横比は0.88と大きい．

 運動器

　運動器超音波検査の対象は軟骨，じん帯，腱，関節包，末梢神経，
血管であり，超音波検査は運動器の診断と治療に用いられている．さ
まざまなアーチファクト（音響陰影，ミラーイメージなど）が発生す
るが，運動器超音波検査では腱やじん帯に超音波が直角に当たらない
とき，低エコーに描出される特徴的なアーチファクト（アニソトロ
ピー）が発生する．

1．正常超音波像

　骨表面は高輝度線状エコー，関節軟骨は無エコー，腱・じん帯は層
状の線状高エコーにみえる．

2．異常超音波像

・関節リウマチ：滑膜の肥厚，滑液の貯留，骨びらん，腱鞘の低エ
　コー，異常血流（パワードプラ法による半定量スコア化）．

 唾液腺

1．解剖

　唾液腺は大唾液腺，小唾液腺に分けられ，大唾液腺を超音波検査の
対象としている．大唾液腺には耳下腺，顎下腺，舌下腺があり，耳下

腺は外耳道の前下方，顎下腺は下顎骨の下面，舌下腺は下顎骨内面に位置する．

2．正常超音波像

甲状腺の超音波像と似ている．内部エコーは均一，高エコーを呈する．顎下腺は耳下腺よりエコー輝度がやや低い．

3．異常超音波像

①多形腺腫：唾液腺腫瘍の60〜70％を占める良性腫瘍．類円形〜分葉形，境界明瞭，平滑，内部エコー均一〜不均一な腫瘤．

②ワルチン腫瘍：類円形，境界明瞭，低エコーを呈する．

③唾石症：唾石により唾液管が閉塞・狭窄し，唾液腺が腫大したもの．顎下腺に多い．唾石は高エコー，音響陰影を伴うことが多い．腺管の拡張を認める．

6　リンパ節

1．正常超音波像

扁平，実質は低エコーを呈する．辺縁から中心にかけてリンパ節門が高エコーに描出される．

2．異常超音波像

①反応性リンパ節腫大：炎症に伴うことが多い．形状は正常リンパ節と同様．

②転移性腫大リンパ節：球形，楕円形，低エコーを呈する．短径が1cm以上のとき，転移性腫大リンパ節を疑う．

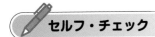
セルフ・チェック

A 次の文章で正しいものに〇，誤っているものに×をつけよ．

	〇	×
1. 体表超音波検査では主にセクタ型プローブを用いる．	□	□
2. 甲状腺超音波検査で頸部食道も観察できる．	□	□
3. Basedow病では甲状腺は腫大し，実質内の血流低下を示す．	□	□
4. 乳頭がんは甲状腺悪性腫瘍のなかで最も多い．	□	□
5. 慢性腎不全患者は甲状腺腫大を伴うことがある．	□	□
6. 乳腺超音波検査では縦横比が小さいほど悪性を疑う．	□	□
7. 線維腺腫は楕円形，低エコー腫瘤を呈することが多い．	□	□
8. 浸潤性乳管がん硬性型の代表的な超音波像は極低エコー，不整，境界不明瞭，後方エコー減衰，境界部高エコー（halo）である．	□	□

B

1. 甲状腺疾患と超音波所見の組合せで正しいのはどれか．

　□ ① 亜急性甲状腺炎 ──── 微細石灰化
　□ ② 橋本病 ──────── 囊胞性病変
　□ ③ 乳頭がん ─────── 辺縁低エコー帯
　□ ④ Basedow病 ───── 甲状腺腫大
　□ ⑤ 悪性リンパ腫 ──── 甲状腺萎縮

A 1-×（リニア型），2-〇，3-×（血流は増加する），4-〇，5-×（副甲状腺腫大），6-×（大きいほど疑う），7-〇，8-〇

B 1-④（①，③微細石灰化は乳頭がんでみられる，②橋本病は実質が低エコー，不均質，腫大，⑤悪性リンパ腫は極低エコー，不整）

2．乳腺超音波検査について正しいのはどれか．
    □ ① 乳腺症では乳腺実質エコーは全体的に均一となる．
    □ ② 乳腺は皮下脂肪層より低エコーとなる．
    □ ③ 乳腺は大胸筋後方に描出される．
    □ ④ リニア型プローブを使用する．
    □ ⑤ 線維腺腫は代表的な悪性腫瘍である．

3．乳がんの超音波像を示す．
認められるのはどれか．2つ選
べ．

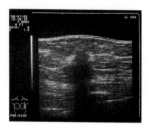

    □ ① 辺縁粗雑
    □ ② 後方エコー減衰
    □ ③ 側方陰影
    □ ④ 等輝度エコー
    □ ⑤ 縦横比小

B 2-④（①実質は豹紋状，②高エコー，③前方，⑤良性腫瘍），3-①と②（画像中央部にみられる極低エコーの病変が乳がんである）

17　MRI（磁気共鳴画像検査）

原理

核磁気共鳴（NMR）現象を利用した画像診断法．体内に豊富に存在し，測定感度の高い水素原子核（陽子，プロトン）を利用し，画像化している．

1．臨床的意義

X線の被曝がなく，脳，脊椎，関節，四肢，消化器，骨盤，血管，乳房などに生じた病変の早期発見と診断に有効．

2．陽子とスピン

水素原子は陽子と電子からなる．陽子と電子はそれぞれ自転（スピン）している．

3．緩和時間

①緩和：磁化が励起状態から平衡状態に戻ること．横緩和，縦緩和からなる．

②緩和時間：緩和は指数関数的に変化し，その時定数のことを緩和時間という．T1縦緩和時間，T2横緩和時間からなる．

③核磁気共鳴現象：

- ・歳差運動：陽子の首振り回転運動のこと．
- ・ラーモア共鳴周波数：歳差運動の周波数は原子核の種類により一定であり，磁場強度に比例する．

基本画像

1．T1強調画像

①低信号：水分含量が多い脳脊髄液，膀胱など．

②高信号：脂肪，血腫，高蛋白液．

２．T2強調画像

①低信号：水分含量が少ない血腫など．

②高信号：水分含量が多い脳脊髄液，膀胱，炎症，脂肪．

３．FLAIR

水の信号を抑制したT2強調画像．脳では脳脊髄液の信号が抑制され，脳溝や脳室に接する病変に有効．

４．拡散強調画像（DWI）

①水分子のブラウン運動である拡散の効果を反映した画像．

②超急性期脳梗塞の診断ができ，有用性がきわめて高い．

５．T2*強調画像

T2強調画像より出血，石灰化が明瞭．

６．MRアンギオグラフィ（MRA）

非侵襲的な血管の画像．動脈性疾患のスクリーニング・診断．

７．MRCP

非侵襲的な胆道，膵管の画像．MRハイドログラフィの一つ．

3　検査

１．安全性の確認

MRI検査室内は24時間磁場が発生している強力な磁場であり，磁性金属の持ち込みは厳禁．ガントリー内部は特に磁場が強く，磁性金属がガントリーに向けて飛び，危険である．磁気記録媒体はデータが壊れる．また，電磁波の影響で金属成分が発熱し，熱傷を生じる危険もある．体内金属はアーチファクト，発熱，命を脅かす危険がある．患者だけでなく，医療スタッフにおいても磁性金属の持ち込みのないようチェックをしなければならない．

①持ち込み禁止：時計，補聴器，義歯，眼鏡，ヘアピン，キャッシュカードなど．

②絶対禁忌*：心臓ペースメーカー，人工内耳など．

　*チタン製脳動脈クリップは検査可能．

２．検査前の準備

①化粧は検査前に落とす．金属アーチファクト発生の原因となる．

②腹部撮像前は絶飲食．

③骨盤内撮像は検査前の排尿禁止．

3．MRI造影剤

ガドリニウム製剤*，プリモビスト，リゾビスト．

*ガドリニウム製剤：透析患者・腎不全患者への使用は腎性全身性線維症を誘発するおそれあり．

4．MRI装置

①静磁場用主磁石：

・超電導磁石（1〜3テスラ）が主流．

・信号対雑音比（SN比）は静磁場強度にほぼ比例．

②傾斜磁場用コイル：位置情報を付与する．

③RFコイル：ラジオ波（RF）パルスの送信，MRI信号受信．

5．適応する疾患：脳梗塞

①MRI検査が最も優れている．5mm程度の梗塞巣も明瞭に描出することができる．

②拡散強調画像：超急性期脳梗塞に対応．

③T2強調画像：脳梗塞は高信号に描出される．

④MRA：脳血管の狭窄・閉塞を描出．

 MRI

MRIは磁気の共鳴を利用し撮像する検査で，臨床検査技師も従事する．X線を扱わないので放射線被曝がなく，さまざまな角度から身体の断面を撮ることができ，また造影剤を使用せずに血管や胆道，膵管の画像を得ることができる利点がある（MRA，MRCP）．

脳梗塞は閉塞した血管を再開通する血栓溶解療法（t-PA静注療法）を行うことにより症状が改善するが，血栓溶解療法の適応は発症から4時間30分以内である．超急性期の脳梗塞を診断することができるMRIの拡散強調画像は有用性がきわめて高く，治療に貢献している．

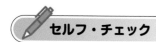

セルフ・チェック

A 次の文章で正しいものに〇，誤っているものに×をつけよ．

	〇	×
1. MRIはヘリウム原子を利用し，画像化している．	□	□
2. T1強調画像では水分が多い部分は高信号である．	□	□
3. T1強調画像では脂肪は低信号である．	□	□
4. T2強調画像では水分が多い部分は高信号である．	□	□
5. T2強調画像では脂肪は高信号である．	□	□
6. 拡散強調画像はくも膜下出血をみるのに適している．	□	□

B

1．MRIで核磁気共鳴の対象となるのはどれか．
- □ ① 光　子
- □ ② 電　子
- □ ③ 陽　子
- □ ④ 中性子
- □ ⑤ 中間子

2．医療用MRIにおいて画像化される磁気共鳴信号を発する元素はどれか．
- □ ① 酸　素
- □ ② 水　素
- □ ③ 炭　素
- □ ④ 窒　素
- □ ⑤ ナトリウム

A 1-×（水素原子），2-×（低信号），3-×（高信号），4-〇，5-〇，6-×（脳梗塞の超急性期）

B 1-③，2-②

3．MRIに関係があるのはどれか．**2つ選べ**．
- □ ① 傾斜磁場
- □ ② 緩和時間
- □ ③ γ　線
- □ ④ 吸収係数
- □ ⑤ ポジトロン

4．MRIにおいて，T1強調画像で低信号，T2強調画像で高信号を示すのはどれか．
- □ ① 肝　臓
- □ ② 膵　臓
- □ ③ 腎　臓
- □ ④ 膀　胱
- □ ⑤ 大動脈

5．健常者のMRIでT1強調画像と比べT2強調画像で高信号になるのはどれか．
- □ ① 椎　体
- □ ② 胆　囊
- □ ③ 脾　臓
- □ ④ 腎　臓
- □ ⑤ 肝実質

6．MRI検査を施行してよいのはどれか．
- □ ① 人工内耳装着
- □ ② 妊娠34週の妊婦
- □ ③ 硝子体内金属異物
- □ ④ 心臓ペースメーカー装着
- □ ⑤ ステンレス製脳動脈瘤クリッピング術後

B 3-①と②（④X線CTと関係する），4-④，5-②（胆囊は胆汁があるため高信号になる），6-②（②以外は磁性体）

7．MRI検査が可能な患者はどれか．2つ選べ．
- □ ① 義歯を装着している．
- □ ② 人工内耳を埋め込んでいる．
- □ ③ 心臓ペースメーカーを埋め込んでいる．
- □ ④ 大動脈瘤に人工血管を用いている．
- □ ⑤ 脳動脈瘤にチタン製クリップを用いている．

8．MRI検査で使用するのはどれか．
- □ ① 小気泡
- □ ② ヨード剤
- □ ③ 硫酸バリウム
- □ ④ テクネシウム
- □ ⑤ ガドリニウム化合物

9．頭部MRI検査による脳梗塞の診断で誤っているのはどれか．
- □ ① T1強調画像で低信号を示す．
- □ ② T2強調画像で低信号を示す．
- □ ③ CTに比べ脳幹部梗塞の描出が容易である．
- □ ④ 5mm程度の大きさの梗塞巣も明瞭に描出される．
- □ ⑤ 拡散強調画像によって超急性期脳梗塞の早期診断ができる．

B 7-④と⑤（④人工血管はプラスチック製が多い，⑤チタンは非磁性体），8-⑤（①超音波検査，②造影CT検査，③消化管造影検査，④肝シンチグラフィで使用する），9-②（T2強調画像で高信号）

18 熱画像検査（サーモグラフィ）

 臨床的意義

熱画像検査（サーモグラフィ検査）とは，皮膚表面の温度分布を熱画像で表し，疾患の補助診断や治療効果をみる非侵襲的な検査である．血流が低下する疾患では病変部の温度が低下し，血流が増加する疾患では温度が上昇するので，それらを画像で表現する．

 原理

絶対零度より高い温度をもつ物体からはエネルギーが放射されている．熱画像検査は人体から放射されるエネルギーを検知し，赤外線検出素子により電気信号に変え，画像化する．

①ステファンボルツマンの法則：放射赤外線量は絶対温度の4乗に比例する．

②赤外線サーモグラフィ：体表から1mm以内の波長10μm前後の赤外線を検知．

③液晶サーモグラフィ．

④マイクロ波サーモグラフィ．

 検査

1．検査前

①飲食，飲酒，喫煙，薬剤使用の制限．

②検査室内：室温25〜30℃，湿度50％前後．熱源，赤外線源，外光はできるだけ遮断．

③被検者：化粧，コンタクトレンズ，マニキュア，時計，アクセサリー，着衣などを除去．15〜30分間の検査室環境への馴化．

２．検査

①正面撮影は左右同時撮影.

②cross radiation：腋窩部，鼠径部，鼻口部，外耳道など，それぞれの部位が相互干渉し，温度が上昇する.

③検査時の体位はcross radiationを小さくするよう心がける.

３．疾患，適応

①高温相：乳がん，各種炎症，精索静脈瘤患側陰嚢，動脈瘤，交感神経ブロック後.

②低温相：閉塞性動脈硬化症，壊死，Raynaud（レイノー）病，褥瘡，椎間板ヘルニア，糖尿病性末梢循環障害，四肢末梢神経麻痺.

サーモグラフィ

臨床検査技師は超音波検査，MRI，サーモグラフィ等，さまざまな画像検査に携わりますが，臨床現場で働くとき，臨床検査技師が行わないレントゲンやCT，核医学検査，血管造影などの知識，画像を読む力があると，自分が行った画像検査の所見を考える際に役立ちます．最近は，超音波検査士，認定心電検査技師等，それぞれの領域で認定資格がみられるようになり，皆さんも国家試験合格後，「臨床検査のプロ」を目指し，さまざまなことを勉強していかれることと思います．

国家試験合格は臨床検査技師生活のスタート地点です．まずは皆さん，目指せ国試合格！ですね．国家試験の勉強方法として過去5年間分を解いて理解するという話をよく聞きますが，過去問を勉強していくと似た問題をみかけることがあると思います．出題に傾向がみられ，そういった問題を中心に学びを広げ深めていくとよいかもしれません．サーモグラフィは原理，検査方法，高温相，低温相の疾患等を中心に理解しておくとよいでしょう．

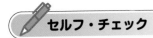

セルフ・チェック

A 次の文章で正しいものに○，誤っているものに×をつけよ．

　　　　　　　　　　　　　　　　　　　　　　　　　　　　○　×
1. サーモグラフィ検査では検査直前に検査室に入室する．　□　□
2. サーモグラフィ検査では紫外線を検知している．　　　　□　□
3. サーモグラフィ検査では検査前の喫煙の制限は必要である．　　　　　　　　　　　　　　　　　　　　　　　　　　□　□
4. 乳がんは低温相を示す．　　　　　　　　　　　　　　　□　□
5. 壊死は高温相を示す．　　　　　　　　　　　　　　　　□　□
6. 糖尿病性末梢循環障害は低温相を示す．　　　　　　　　□　□

B

1. サーモグラフィの検査で誤っているのはどれか．
　□　① 測定部位の化粧は落とす．
　□　② 検査前の飲食は避ける．
　□　③ 15〜30分間かけて検査室の温度に慣れさせる．
　□　④ 検査室の湿度は50％前後に保つ．
　□　⑤ 検査室の温度は20℃前後に保つ．

2. サーモグラフィで高温相を呈するのはどれか．2つ選べ．
　□　① Raynaud病
　□　② 静脈炎
　□　③ 乳がん
　□　④ 褥瘡
　□　⑤ 壊死

A 1-×（15〜30分前からの馴化が必要），2-×（赤外線やマイクロ波など），3-○，4-×（高温相），5-×（低温相），6-○
B 1-⑤（25〜30℃），2-②と③（①，④，⑤血流量が減少しているため低温相，②，③炎症と乳がんは血流量が増加するため高温相）

3．体内で熱の産生が最も多いのはどれか．
　　□　① 脳
　　□　② 肝　臓
　　□　③ 骨格筋
　　□　④ 腎　臓
　　□　⑤ 皮　膚

4．赤外線サーモグラフィで誤っているのはどれか．
　　□　① 赤外線量を測定する．
　　□　② 体表面に接触しないで測定できる．
　　□　③ 赤外線は電磁波エネルギーである．
　　□　④ 絶対零度の物体でも赤外線は放射される．
　　□　⑤ 皮膚表面から1mm以内の赤外線を測定する．

5．赤外線サーモグラフィ検査が有用でないのはどれか．
　　□　① 乳がん
　　□　② 胃がん
　　□　③ 脊髄損傷
　　□　④ Raynaud病
　　□　⑤ 閉塞性動脈硬化症

6．熱画像検査の実施上の注意点で正しいのはどれか．2つ選べ．
　　□　① 室温は裸になった患者が寒がらないように37℃以上にする．
　　□　② 検査部位は5分間程度，馴化を行う．
　　□　③ 化粧は落とす．
　　□　④ 撮像する順番は，最初に健側を行い，次に患側とする．
　　□　⑤ cross radiationを小さくするような体位にする．

B　3-③，4-④，5-②（胃は腹腔内臓器のため適していない），6-③と⑤（①室温は25〜30℃，②15〜30分間の馴化，④正面撮影は左右同時撮影）

19　その他の生理学的検査

A　眼底検査

① 眼底検査は，眼底カメラなどの器具を用いて眼球の奥に存在する血管，網膜，視神経を調べる検査である．

② 眼底検査には，眼底カメラ，蛍光眼底造影検査，OCT（光干渉断層検査），眼底自発蛍光を用いた検査などがある．

・特に眼底カメラは，眼科診療，健康診断における眼底疾患の早期発見・早期治療に欠かせない検査である．

③ 脳血管の一部である網膜血管は，眼底検査により生体内で直接観察できる唯一の血管であり，全身の疾患が眼底病変として現れることがある．眼底検査は臨床的には，網膜剥離などの眼科疾患，脳血管障害，糖尿病，動脈硬化，高血圧性疾患など多くの疾患を短時間に無侵襲で把握することができる簡便な検査である．

眼の構造とはたらき

眼は，眼球，視神経，視中枢，眼球付属器で構成される．

1．眼球壁

外膜（角膜，強膜），中膜（虹彩，毛様体，脈絡膜），内膜（網膜）からなる3層の膜で構成される．

（1）眼球外膜

① 角膜：眼球外壁の前壁をなし，光を透過し，屈折させ，レンズとして働く．

② 強膜：角膜に続く白く不透明な壁で，眼球後方の外壁を構成する．

（2）**眼球中膜（ぶどう膜）**：血管およびメラニン色素に富む.

　①虹彩：眼球に入る光量の調節や近方視に際する縮瞳など, カメラの絞りとしての役割をもつ.

　②毛様体：房水を産生し, 水晶体と角膜の栄養と老廃物排泄を行う. 房水の流れが停滞すると眼圧が上昇し, 緑内障の原因となる. ピント合わせの役割ももつ.

　③脈絡膜：強膜と網膜の間にある層で, 網膜外層の栄養と老廃物排泄を行う. 血管に富む.

（3）**眼球内膜（網膜）**

　①組織学的に10層の構造をもつ.

　②網膜に到着した光→網膜視細胞の色素に吸収→光エネルギー→化学エネルギー→電気信号に変換され, 視神経から脳へ情報が伝達される.

　③視細胞には錐体細胞と杆体細胞がある.

　・錐体細胞：明るいところで働き, 視力や色覚を司る.

　・杆体細胞：暗いところで働き, 光を感じその強さの程度を識別する光覚を司る.

　④黄斑部：網膜の後極部にある半径約3mmの暗褐色部位.

　⑤中心窩：黄斑部の中央の凹んだ部分. 錐体細胞が集中し, 目的物をよく観察することができる場所.

　⑥視神経乳頭：網膜からの視神経線維が集まり, 視神経となって視中枢に視覚情報を伝達する.

2．眼球内容

眼房, 水晶体, 硝子体からなる.

　①眼房：前房と後房に房水が循環しており, 両者は瞳孔で連絡している. 房水の産生と排出により, 眼圧は一定に保たれている（基準範囲21mmHg以下）.

　②水晶体：厚さ4〜5mm, 直径約9mmの凸レンズ状で透明な組織である. 加齢などで水晶体皮質や核が混濁することがあり, これを白内障とよぶ.

　③硝子体：眼球内容の約4/5を占める4〜5mLの無色透明ゲル状組織である. 眼球の形状を保ち, 網膜まで光を通過させる.

3．視覚路構成

　①光刺激→網膜視細胞→視神経→大脳皮質視中枢からなる.

　②視神経は視神経交叉で半交叉している. 視神経は第Ⅱ脳神経であ

り，末梢神経ではない．また，網膜神経線維は球後（眼球より後方）では有髄，眼球内では無髄である．

4．眼の血管系

眼には網膜の血管と脈絡膜の血管がある．通常，脈絡膜の血管は眼底撮影で見ることができないが，近視や白子症（アルビノ）の場合には見えることがある．

①動脈系：多くの動脈は内頸動脈から分岐し，網膜へは網膜中心動脈，脈絡膜へは短後毛様体動脈として分岐する．網膜中心動脈は視神経中心に下方から入り，視神経乳頭の中央から網膜内に入る．4〜6本ある短後毛様体動脈はさらに分岐して約20本となり，強膜を貫いて脈絡膜に分布する．

②静脈系：網膜静脈は動脈に随伴して分布する．網膜毛細血管から集合した静脈は約4本の主幹静脈となり，視神経乳頭で網膜中心静脈となり，眼球外に出る．脈絡膜の静脈血は眼球赤道部に4本ある渦静脈に集まり，強膜を貫いて眼球外に出る．

2 眼底検査の種類

眼底検査には，眼底カメラ，蛍光眼底造影検査，OCT（光干渉断層検査），眼底自発蛍光を用いた検査がある．

1．眼底カメラ

①眼底カメラの種類には，散瞳型，無散瞳型，手持ち型がある．

②臨床検査技師は，散瞳薬を使用した眼底検査を行うことはできない．

（1）散瞳型眼底カメラ

①散瞳した（瞳孔を開いた）状態で眼底を撮影するため，種々の画角が選択でき，眼底の全領域および周辺部までの撮影が可能である．

②散瞳薬にはトロピカミドを使用し，点眼から20分後に撮影する．羞明や近方視困難な状態が5〜8時間続く．

・前房が浅く隅角が狭い場合，散瞳後に急性閉塞隅角緑内障発作（眼圧上昇）を誘発する危険性があるため，散瞳可否の判断を医師が行う必要がある．

③眼科で使用される．

（2）無散瞳型眼底カメラ

①散瞳の必要がなく，検診（眼底病変のスクリーニング）や内科などで活用される．

②視神経乳頭と黄斑部のみを撮影する.

③暗所で瞳孔が自然に開く現象を利用している.

④瞳孔径の直径が4mm以上でないと撮影できない.

⑤高齢者の場合, 加齢とともに瞳孔径の縮小傾向があるため, 暗室による暗順応(数分間)を行うとよい.

⑥縮瞳薬を点眼した場合や炎症による虹彩と水晶体の癒着(虹彩後癒着)がある際は, 暗順応を行っても瞳孔が開かず, 撮影が困難となる.

⑦角膜混濁, 白内障, 硝子体混濁など, 軽度であっても中間透光体の混濁がある際は, 散瞳型眼底カメラに比べ撮影が困難となる.

(3) 手持ち型眼底カメラ

①寝たきりの患者や乳幼児などに対するベッドサイドでの撮影に有用である.

②固定されたカメラでないため, 撮影に訓練を要する.

2．蛍光眼底造影検査

　肘静脈などから注入した造影剤が眼内循環系に到達した状態を, 造影剤による蛍光下で眼底カメラを使って連続撮影し, 観察する. 検査は通常, 散瞳状態で行われる.

①網脈絡膜循環の状態(動脈→毛細血管→静脈への蛍光色素の移動状態)や血管性病変の微細変化が観察可能である.

②フルオレセイン(青色光を照射して蛍光発光)は主に網膜および網膜色素上皮の病変評価に有用であり, 糖尿病網膜症の病期判定などに用いられる.

③インドシアニングリーン(赤外光を照射して蛍光発光)は脈絡膜血管病変の評価に有用であり, 主に加齢黄斑変性の診断に用いられる.

3．OCT(光干渉断層検査, optical coherence tomography)

　近赤外線を利用して, 鮮明な網膜の断面像を数秒で得ることができる検査である.

①眼科臨床において要となる検査である.

②加齢黄斑変性, 黄斑円孔, 黄斑前膜, 黄斑浮腫などの眼底疾患の診断, および緑内障の診断に応用できる.

4．眼底自発蛍光を用いた検査

　非侵襲的に網膜色素上皮の機能が評価可能な眼底写真を用いた検査である.

①網膜色素上皮細胞内の色素顆粒にはリポフスチンとメラニンがある.

②励起光として青〜緑色光（SW-AF）と赤外光（IR-AF）を用い，リポフスチンとその前駆物質，またはメラニンを観察する.

・SW-AFで高輝度領域として観察されるリポフスチンと前駆物質は，何らかの色素上皮障害を示唆する.

・IR-AFで観察されるメラニンは，光障害の防御機構として働き，メラニンの存在を示唆する高輝度領域は色素上皮の機能の指標となる.

③散瞳型眼底カメラと同様に撮影する.

3 正常眼底

眼底写真では，視神経乳頭，黄斑部，網膜血管，網膜の所見をみる.

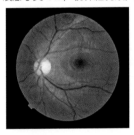
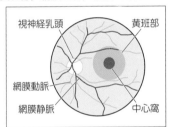

1．視神経乳頭

①中心窩から約4mm鼻側にある．直径（縦径）は約1.5mm．中央に網膜中心動脈・静脈が出入りしている.

②視神経の束が強膜を貫通する部分である．この部分は光を感じる視細胞がないため，物が見えない（盲点）.

③視神経乳頭の中心には生理的陥凹がある.

④視神経乳頭陥凹/視神経乳頭径の比（C/D比）は通常0.3以下である．緑内障ではC/D比が増大する.

2．黄斑部

①視神経乳頭から約4mm耳側，わずか下方に中心窩があり，その中心窩から半径3mm（直径6mm）の領域が黄斑部である．錐体細胞が集中しており，ものの詳細を見分けるのに最も大切な部分である.

②中心窩に網膜血管はなく，無血管帯である.

③中心窩は中心視力にかかわる重要な領域である.

3．網膜血管（網膜動脈・静脈）

①視神経乳頭面上の網膜中心動・静脈は4つの主幹血管（上耳側，上鼻側，下耳側，下鼻側動・静脈）に分岐する．

②網膜動脈は終動脈であり，分岐しながら伸展し，毛細血管を介して静脈となる．

③静脈は動脈より太く，正常の血管径の比は約3：2である．

④動脈は鮮紅色，静脈は暗紅色を示す．

⑤視神経乳頭に入る静脈径は125μmであり，病変の大きさの推定に用いられる．

4．網膜

①網膜は透明な薄膜である．このため，眼底の色調は網膜色素上皮，脈絡膜，強膜からの反射光線を反映している．

②眼底の色調：

・日本人：黄褐色．

・白人：淡赤色．

・その他：加齢や近視の進行で網膜色素上皮が変性すると脈絡膜の血管が透けてみえ，その間が脈絡膜の色素のため暗くみえる．これを豹紋状眼底変化とよぶ．

4　眼底疾患

　無散瞳型眼底カメラを用いた眼科検診におけるスクリーニングの対象となる代表的な眼底疾患には，高血圧性眼底，高血圧性網膜症，糖尿病網膜症，緑内障などがある．

1．高血圧性眼底，高血圧性網膜症

（1）高血圧の眼底評価分類

①Scheie分類：高血圧をひき起こす基礎疾患に関係なく，二次性高血圧にも用いられる．

②Keith-Wagner分類：本態性高血圧における血圧，腎機能，生命予後を眼底所見と関連づけた分類である．

（2）動脈の狭細化の判定

①主幹動脈（A）と主幹静脈（V）の比で判定する．

②A/V比：正常2/3以上，高度狭細1/3以下．

（3）口径不同

　限局的に血管の太さに変化がある状態であり，高度な血圧上昇がみ

られる所見である.

(4) 細動脈壁反射

①網膜細動脈の血柱径に対する生理的な反射幅の比を用いて評価する.

②正常の反射幅：約40〜50％.

③反射幅が60％以上で反射の色調に変化があると銅線動脈，白みがかった光沢が増したものは銀線動脈と定義される.

(5) 交叉現象

①正常：交叉部の静脈径に変化がない（V_2/V_1 比＝1）.

②軽度：静脈径の変化が50％以内（V_2/V_1 比≧0.5）.

③中等度：静脈径の変化が50％より大きい（V_2/V_1 比＜0.5）.

④高度：交叉を認めない（V_2/V_1 比＝0）.

2．糖尿病網膜症

日本における失明の原因疾患の上位を占める．自覚症状が乏しく定期的な眼底検査の実施が重要である.

(1) 種類

①単純型：網膜血管瘤，点状出血，しみ状出血，限局性浮腫，白斑などが認められる.

②前増殖型：単純型にさらに静脈異常，軟性白斑，網膜内最小血管異常を伴う.

③増殖型：血管新生を主とした病変で，硝子体出血，網膜前線維膜形成，網膜剥離を生じ，予後不良である.

(2) 分類

新福田分類が内科医との連携もあり汎用されている.

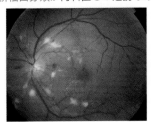

高血圧性網膜症
動脈の狭細化，網膜出血，綿花様白斑.

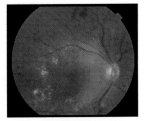

糖尿病網膜症
単純型の初期段階．硬性白斑，網膜出血，新生血管がみられる.

（五十嵐多恵：眼底検査．最新臨床検査学講座 生理機能検査学（東條尚子，川良德弘編）．第2版，p259, 261, 医歯薬出版，2022）

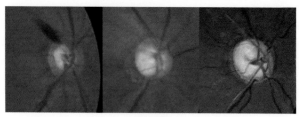

緑内障

視神経乳頭陥凹拡大，網膜神経線維層の欠損．

（五十嵐多恵：眼底検査．最新臨床検査学講座 生理機能検査学（東條尚子，
川良徳弘編）．第2版，p262，医歯薬出版，2022を一部改変）

3．緑内障

①日本における失明の原因疾患の第1位である．

②視神経乳頭の後方にある視神経乳頭篩板では，眼圧上昇などによ
る機械的圧迫や虚血による網膜神経線維の障害によって，独特な
視野障害が生ずる．

③眼底写真像：

・視神経乳頭陥凹拡大によるC/D比の拡大．

・視神経乳頭近辺の網膜神経線維層の欠損．

・視神経乳頭周囲の網脈絡膜萎縮．

・視神経萎縮（末期の状態であり，失明に至る）．

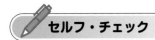

セルフ・チェック

A 次の文章で正しいものに○，誤っているものに×をつけよ．

	○	×
1. 視神経乳頭は中心窩の鼻側に位置する．	□	□
2. 正常眼底の視神経乳頭陥凹/視神経乳頭径の比（C/D比）は通常0.3以上である．	□	□
3. 中心窩は錐体細胞が密集し視力が最もよい部位である．	□	□
4. 網膜は乳白色の薄膜である．	□	□
5. 高血圧の眼底評価にScheie分類がある．	□	□
6. 糖尿病網膜症の増殖型は予後不良である．	□	□
7. 緑内障では視神経乳頭陥凹拡大によるC/D比の縮小がみられる．	□	□
8. 臨床検査技師は散瞳薬を使用した眼底検査を行うことができない．	□	□
9. 無散瞳眼底検査はスクリーニング検査に適している．	□	□
10. 無散瞳眼底検査は瞳孔径の直径2mm以上を要する．	□	□
11. 無散瞳眼底検査の観察光には近赤外線を使用する．	□	□
12. 散瞳眼底検査は眼底の全領域および周辺部までの撮影が可能である．	□	□
13. 散瞳眼底検査では散瞳薬使用後5分後に撮影する．	□	□
14. 蛍光眼底造影検査のフルオレセインは糖尿病網膜症の病期判定に有用である．	□	□
15. OCT（光干渉断層検査）は鮮明な網膜の断面像を約10分で得ることができる．	□	□

A 1-○，2-×（0.3以下），3-○，4-×（透明），5-○，6-○，7-×（拡大），8-○，9-○，10-×（4mm以上），11-×（赤外光），12-○，13-×（20分後），14-○，15-×（数秒）

B

1．健常成人の眼底で正しいのはどれか．
- □ ① 球後視神経線維は無髄である．
- □ ② 黄斑部では血管が豊富である．
- □ ③ 眼球内視神経線維は有髄である．
- □ ④ 視神経乳頭は円形～楕円形である．
- □ ⑤ 視神経乳頭の中央に中心窩がある．

2．無散瞳眼底検査について正しいのはどれか．2つ選べ．
- □ ① 検査室は明るくする．
- □ ② 網膜剥離の診断に有用である．
- □ ③ 色覚異常の診断に有用である．
- □ ④ 片側の眼底を撮影した後，ただちに対側の撮影を行う．
- □ ⑤ 画像の中央部が黄斑部と視神経乳頭の中間点になるよう撮影位置を合わせる．

3．眼底検査所見で正しいのはどれか．2つ選べ．
- □ ① 近視では動静脈交叉現象がみられる．
- □ ② 白内障では網膜の点状出血がみられる．
- □ ③ 低血圧では細動脈の狭細化がみられる．
- □ ④ 緑内障では視神経乳頭陥凹の拡大がみられる．
- □ ⑤ 頭蓋内圧亢進症では乳頭浮腫（うっ血乳頭）がみられる．

B　1-④（①，③球後視神経線維は有髄であり，眼球内視神経線維は無髄である，②黄斑部は血管に乏しく，その中心窩は無血管帯である，⑤中心窩は黄斑部にある．視神経乳頭の中央からは網膜中心動・静脈が出入りする），2-②と⑤（①瞳孔径を4mm以上にするため検査室は暗くする，④眼底撮影後はフラッシュ光で対眼も縮瞳してしまうため，対眼の撮影まで5～10分待つ），3-④と⑤（①近視では豹紋状眼底変化を呈する，②白内障では水晶体皮質などが白濁する，③細動脈の狭細化は高血圧で起こる）

B　平衡機能検査

①ヒトは，眼からの視覚情報，耳からの前庭覚情報，筋肉や関節か
らの体性感覚情報を中枢神経系で統合し，体のバランスや平衡感
覚を保っている．平衡機能検査は，主にめまいや平衡障害の訴え
がある患者を対象に，その原因や程度を調べるために行われる．

②めまいは，内耳の前庭系や小脳の障害によって感じられるもので
あり，原因により末梢性と中枢性に分けられる．

③検査では，三半規管や視覚，深部知覚（関節や筋肉における受容
器の働き）を調べ，平衡機能が正しく働いているか否かを検査す
る．

1　平衡機能検査の目的

①病巣診断：末梢性，中枢性．
・末梢性めまい：回転性，発作性，反復性で，メニエール病，突発
性難聴，内耳炎，良性発作性頭位めまい症などでみられる（内耳
に原因）．
・中枢性めまい：非回転性，持続性で，小脳の障害，脳出血，脳梗
塞，脳腫瘍，頭部外傷などでみられる．
②病因病態診断：循環器疾患，腫瘍，自律神経失調症など．
③重症度，病期診断：急性期，慢性期．
④経過観察．

2　平衡機能にかかわる器官の構造とはたらき

1．内耳

①内耳は側頭骨内にあり，加速度情報を感知する前庭系と，聴覚由来の情報を感知する蝸牛が存在する．

②前庭系はさらに，回転加速度を感知する前・後・外側半規管（三半規管）と，直線加速度・重力・慣性力を感知する耳石器（卵形嚢〔水平〕，球形嚢〔垂直〕）から構成される．

③三半規管それぞれが約90°の角度で傾き，膨大部へ行き来する内リンパ液が流動することで三次元の回転を感知する．また，耳石器に存在する平衡斑には有毛細胞がもつ感覚毛および感覚毛上にあるクプラ（ゼラチン状物質）があり，耳石膜と耳石が集積している．耳石は，炭酸カルシウムからなる砂粒状の物質である．感覚毛が揺れることで加速度を検知する．

2．その他

①前庭神経：
- 上前庭神経：前・外側半規管，卵・球形嚢の一部を支配．
- 下前庭神経：後半規管および球形嚢の大半を支配．

②前庭動眼反射：眼球が頭部と反対方向へ動く現象（視覚の揺れ軽減）．

③前庭脊髄反射：頭部や体幹の姿勢立ち直り反射．

④前庭性眼振：緩徐相と急速相の律動的な眼球運動の反復（眼振の方向は急速相の方向）．

3　平衡機能検査（体平衡機能検査）

1．静的平衡機能検査

①直立検査：接地状態を不安定にして姿勢の安定性を評価する．どの検査項目においても，検査時間内に転倒したり姿勢維持が困難な場合を陽性とし，その方向性の有無も観察する．開眼・閉眼で比較することにより，機能の推定ができる．

- 両脚直立検査（ロンベルグテスト）：両脚を揃え，両脚先と踵を接して直立して検査する．内耳障害，前庭神経障害，下肢深部知覚障害の場合，明所（開眼）では平衡が保てるが，暗所（閉眼）では視覚情報が得られずに動揺が強い．小脳障害では明所・暗所

（開眼・閉眼）共に動揺が強く，差が少ない．

> ロンベルグ現象：開眼時に比べ閉眼時に身体動揺が強いこと．平衡
> 維持に重要な視覚・前庭覚・体性感覚のうち，前庭覚または体性感
> 覚に異常があるうえで視覚を奪うと，3つのうち1つだけを平衡維
> 持に用いることになり，顕著な動揺が認められる．

- Mann検査：両脚を前後に一直線上に置き，一側の脚先を他側の
  脚の踵に接して正面を向いて起立するMann姿勢での観察．脚の
  前後入替時にも常に一方向転倒が起こる場合には，同側の内耳〜
  前庭神経〜小脳の障害を疑う．小児や高齢者には不向きである．
- 単脚直立検査：単脚で起立し，他側の下肢を直角に上げる．右脚
  直立と左脚直立の差が生じるかを観察する．

②重心動揺検査：重心動揺に伴う足圧中心位置の変化を記録する装
置による検査で，身体の動揺を定量評価する．

- 検査法：重心動揺計の検出台中央に両足内側縁を接するようにし
  て立ち，眼前2〜3mの位置に置かれた指標を見る．開眼で60秒
  間，引き続き閉眼で60秒間直立し，動揺を記録する．
- 重心動揺図：計測した軌跡のパターンから，動揺の型が分類され
  る．
- 重心動揺軌跡長：60秒間の動揺の軌跡長であり，不安定度の指
  標となる．X軸方向およびY軸方向を比較でき，動揺の一側性を
  みることができる．
- 重心動揺面積：外周面積，矩形面積および実効値面積の3種類が
  計測可能である．
- 単位面積軌跡長：60秒間の総軌跡長を外周面積で割った値である．
- 周波数分析：フーリエおよびMEM法（最大エントロピー法）によ
  る変換を行い，パワースペクトルを解析する．視覚・前庭覚・体
  性感覚のいずれの入力欠損が生じているかの指標となる．
- ロンベルグ率：開眼時，閉眼時の動揺差が示される．動揺面積ま
  たは軌跡長の開閉眼時比率を計算した値である．

2．動的平衡機能検査

①書字試験：開閉眼で縦書きの文章を書き，差を観察する．前庭障
害例では閉眼時に患側への偏倚を認める．中枢障害例では視覚の
有無に関係なく文字が失調様となる．

②足踏み試験：
・被検者を床上に30°ずつ分度した半径0.5mおよび1mの2つの同心円中心に両足を揃えて立たせ，閉眼にてその場で足踏みをさせる．足踏みの際，下肢が直角になるまで足を上げるようにし，100歩実施する．
・足踏み中被検者の様子（動揺，転倒，偏倚）を観察し，足踏みが終了したときの停止位置における身体の回転方向，回転角度，中心からの移行方向，移行角度，移行距離を測定する．
③歩行検査：身体障害者福祉法に基づく平衡機能障害の等級診断，認定の際に必要となる．

4　平衡機能検査（眼球運動の検査）

1．裸眼下での観察
①眼位の異常：
・斜偏倚（skew deviation）：一側の眼球が下内方へ，他側は上外方へ偏倚する眼位である．後天性の核上性病変，前庭・眼運動系の機能異常により生じ，病巣は中脳，橋，延髄の広範囲にわたる．
・共同偏視：左右の眼球が一方向を向いたままの状態にあることをいう．水平方向のものと垂直方向のものがある．水平共同偏視は，大脳皮質から橋への神経回路と橋にある水平共同視中枢領域の病変，大脳半球内に影響を及ぼす脳卒中などでも起こる．
②注視眼振検査：正面・左右上下30°を注視させた状態で，眼振の有無と方向・性状を検査する．追視の状況も検査する．
・眼振は，定方向性水平回旋混合性眼振，左右側方注視眼振，垂直性眼振，回旋性眼振が観察される．
③先天性眼振：振子様眼振．

2．非注視下での観察
末梢前庭障害による眼振は固視することで抑制される．固視を外すことで眼振が明瞭に観察できる．
①フレンツェル眼鏡，赤外線CCD/C-MOSカメラ：
・被検者の眼球をモニターに映し出し，明確な観察が可能である．
・被検者を絶対暗所下の状態で検査することが可能である．
②頭位眼振検査：
・フレンツェル眼鏡装着下で検査を行う．仰臥位で眼振の検出率が

　　高い.
　・頭位変換スピードに伴い, 動的加速度負荷がかかるため注意が必要である.
　・定方向性眼振, 方向交代性眼振, 垂直性眼振がある.
　③頭位変換眼振検査:
　・頭位変換により, 動的加速度変化を負荷して眼振を観察する.
　・Stenger法:頭位＝正面位.
　・Dix-Hallpike法:頭位＝左右45°に捻転.
　・方向固定性眼振(主に末梢前庭障害), 回旋性眼振(末梢性めまいである良性発作性頭位めまい症), 垂直性眼振(小脳正中部・脳幹の障害)がある.

3. 前庭性眼振

(1) 温度刺激検査(caloric test)

　半規管の機能を左右別々に調べられる検査であるが, 純粋に外側半規管の機能だけを正確に計測できるわけではない. 脳幹に障害のある症例では測定値の信頼度は低い.

　①冷温交互試験:体温37℃を中心に±7℃(30℃と44℃)の水を刺激として負荷し, 眼振の持続時間を計測し, 半規管麻痺(CP)と眼振方向優位性(DP)を計算する. CP, DP共に20%以上が異常とされる.

　②冷水刺激試験:20℃の水やアルコール, またはエア・カロリック検査では15℃以下の冷風などを用いて, 一側につき一度のみ検査を実施する.

(2) 回転検査

　前庭に回転刺激を加えると, それに対し視線を保つ方向への眼球運動が前庭動眼反射を介して生じることを利用する.

4. 電気眼振図(electronystagmography；ENG)

　角膜網膜電位を用いて眼振や異常眼球運動を記録・計測する眼振計で, 眼球運動の振幅や頻度, 速度を計算して求められる. 絶対暗所や閉眼でも記録できる反面, 眼球の回旋運動は角膜網膜電位の変化がないため, 記録できない.

(1) 原理

　眼球には, プラスに帯電している角膜と, マイナスに帯電している網膜がある(角膜網膜電位). この電位差を眼窩両側(眼球を挟んだ対照的な位置)に装着した電極でとらえ, 眼球運動を記録する. 実際に

は，角膜網膜電位差に伴い2つの電極間に生じた皮膚電位差の変化を測定する（眼球が正面正中に位置すると電位差は生じずゼロとなる．眼球の回転に伴い，角膜が近づく側の皮膚電位が高く，遠ざかる側の皮膚電位が低くなる）．

（2）誘導・記録法の実際

①電極4カ所（両眼外側および片眼の上下）と前額部にアースを設置．単眼記録は鼻根部に置いた電極をゼロ（基準）とする．

②単眼水平誘導，双眼水平誘導，垂直誘導などが使用される．

③直流（DC）増幅器を介した記録は交流（AC）増幅器を介した記録よりも眼位変化を直に反映した正確な記録となるが，電極の抵抗値が高い場合はドリフトを呈するため，注意が必要である．

④通常10°の2点交互注視を行い，その振幅が記録紙上で10mmとなるよう感度を調整する．次に，校正電圧（0.5Hzの三角波）を出力し，その振幅が記録紙上で10mmとなるよう電圧を調整する．速度波形には20°/sの校正波が記録される（増幅器感度の変化を記録するため，100μVなどの電気的校正も入れておく）．

（3）アーチファクト

①瞬目，眼瞼痙攣：眼振と比較して速度波形が2相性となる（被検者の上眼瞼を軽く押さえて軽減させる）．

②筋電図：咬合時の咬筋・側頭筋由来のものが多い（被検者の口を軽く開けてもらい軽減させる）．

③心電図：脈拍との比較で確認する．

（4）自発眼振検査

非注視下の正頭位，正眼位における眼振の有無をみる．

（5）注視眼振検査

各方向を注視させ，前庭系や眼球運動系の異常による眼振の有無をみる．

（6）追跡眼球運動検査（ETT）

眼球運動のうち，追跡機能をみる検査．

①一側前庭障害：追跡眼球運動は障害されないが，障害が大きい場合には，健側向きの追視時のみやや段階状となる．

②小脳障害：階段状，失調性の眼球運動を呈する．

③先天性眼振：階段状で小脳障害様の眼球運動を呈する．

（7）急速眼球運動検査

急速眼球運動の評価を行う検査．

①小脳障害：undershoot（矩形波の立ち上がり部分が上方向に突出）やovershoot（矩形波の立ち上がり部分が下方向に突出）.

②橋障害，眼筋麻痺：急速眼球運動速度の低下.

(8) 視運動性眼振検査（OKN）

視野全体の動きに誘発される反射的眼球運動を対象とした検査であり，ドラム回転を用いた視運動性刺激による眼振をみる.

①30°間隔の線または不規則かつ不均一な大きさの点を刺激として用いる.

②60°/sの等速度刺激（OKN）および等角加速度4°/s^{2}で180°/sまで加速し，減速する方法（OKP）がある.

③小脳・橋障害：緩徐相速度の増大不良，および急速眼球運動の混在（緩徐相側）.

④先天性眼振：錯倒現象（OKPの方向が逆転）.

(9) 視運動性後眼振検査（OKAN）

視運動性眼振検査（OKN）後の解発眼振をみる.

①OKNと同方向の第Ｉ相後に第Ⅱ相が逆方向で認められる.

②暗所で，また先行する視運動性眼振の強さに伴って解発される.

(10) 温度刺激検査（caloric test）

冷水や冷風によるめまい疾患の患側決定法であり，最大緩徐相速度をもって半規管の麻痺と判定する.

(11) visual suppression test

温度眼振のような前庭性眼振を誘発し，反応が最高に達したところで光刺激を与え，眼振をみる検査.

①前庭性眼振は固視により抑制される．これをvisual suppression（VS）とよぶ.

②VSは小脳片葉，小節，橋の傍正中帯，下頭頂葉の各障害が関係しており，その反応パターンにより病巣の局在が診断できる.

・VSの消失または減少：小脳片葉，小節.

・VSの消失，明所での温度眼振の増強：橋の傍正中帯，下頭頂葉.

・VSの増強：内耳や前庭神経障害における代償後.

セルフ・チェック

A 次の文章で正しいものに〇，誤っているものに×をつけよ．

	〇	×
1. めまいには内耳の前庭障害が関係している．	□	□
2. メニエール病は中枢性めまいに分類される．	□	□
3. 中枢性めまいは非回転性，持続性に起こる．	□	□
4. 脳出血が原因で生じるめまいは末梢性めまいに分類される．	□	□
5. 内耳に加速度情報を感知する前庭系がある．	□	□
6. 三半規管は回転加速度を感知する．	□	□
7. ロンベルグ現象とは開眼時に比べ閉眼時に身体動揺が強いことをいう．	□	□
8. 両脚直立検査において，内耳障害では明所・暗所（開眼・閉眼）共に動揺が強い．	□	□
9. Mann検査は小児や高齢者には不向きである．	□	□
10. 重心動揺検査は身体の動揺を定量評価する．	□	□
11. 斜偏倚は左右の眼球が一方向を向いたままの状態にあることをいう．	□	□
12. 冷水刺激試験やエア・カロリック検査は，両側の検査を行う．	□	□
13. 電気眼振図は眼輪筋の筋電図をみている．	□	□
14. 電気眼振図で，眼球が正面正中に位置している際の電位差はゼロとなる．	□	□
15. 角膜はマイナスに帯電している．	□	□
16. 瞬目，眼瞼痙攣では眼振と比較して速度波形が2相性となる．	□	□

A　1-〇，2-×（末梢性），3-〇，4-×（中枢性），5-〇，6-〇，7-〇，8-×（小脳障害），9-〇，10-〇，11-×（共同偏視），12-×（一側一度のみ），13-×（角膜網膜電位），14-〇，15-×（プラス），16-〇

B

1. 平衡感覚に関係するのはどれか. **2つ選べ**.
  - □ ① 蝸 牛
  - □ ② 耳小骨
  - □ ③ 前庭系
  - □ ④ 三半規管
  - □ ⑤ 耳 管

2. 健常者において誘発されるのはどれか. **2つ選べ**.
  - □ ① 温度眼振
  - □ ② 回旋性眼振
  - □ ③ 垂直性眼振
  - □ ④ 視運動性眼振
  - □ ⑤ 左右側方注視眼振

B 1-③と④（前庭系には耳石器（卵形嚢・球形嚢）と三半規管がある）, 2-①と④（①外耳道に体温と異なる温度の水や空気を入れることによる半規管内のリンパ液の対流によって誘発される眼振で, 健常者でも生ずる, ②, ③前庭動眼系の左右バランスがとれている健常者では生じない, ④動く対象物を目で追う視覚刺激による眼振は健常者でも誘発される. 前庭系や眼球運動系の異常では, 眼振のパターンが異なる, ⑤左右側方を強く注視した場合に健常者で若干みられることがあるが, 通常はみられない）

C　感覚系の検査（聴覚機能検査・味覚検査・嗅覚検査）

学習の目標

☐ 聴覚機能にかかわる器官の　　　☐ 味覚検査
　　構造とはたらき　　　　　　　☐ 嗅覚検査
☐ 聴覚機能検査の種類　　　　　　☐ 各検査の実際
・純音聴力検査（オージオ　　　　☐ 各検査所見（臨床的意義）
　　メータによる検査），語音
　　聴力検査，ティンパノメト
　　リ，耳小骨筋反射，聴性脳
　　幹反応（ABR）および自動聴
　　性脳幹反応（AABR）

1 聴覚機能にかかわる器官

　音は耳介で集音され，外耳道を経て増幅され，鼓膜を振動させるに至る．

①鼓膜（内側から中耳となる）の振動は，3つの耳小骨（ツチ骨，キヌタ骨，アブミ骨）を経て内耳（蝸牛の前庭窓）へ伝わる．

・鼓膜は鼓室内の気圧と外気圧の平衡を保つ役割をもつ．また，鼓膜の単位面積にかかる圧は，耳小骨により約30倍に増幅される．

②前庭窓から音が入り，蝸牛窓へ抜ける．

③蝸牛は2回転半のカタツムリ状の骨に囲まれた器官であり，前庭階，蝸牛管，鼓室階に分かれる．蝸牛管にはコルチ器（ラセン器）がある．

④蝸牛管内は内リンパ液で満たされ，3列の外有毛細胞と1列の内有毛細胞があり，音（振動）が電気信号に変換される．

⑤蝸牛へ伝わった振動は，神経の電位に変換され，聴神経，脳幹を伝わって大脳皮質へ到達する．

> **聴覚伝導路**：蝸牛神経→蝸牛神経核→上オリーブ核→外側毛帯→下丘→内側膝状体→聴放線→聴覚野．

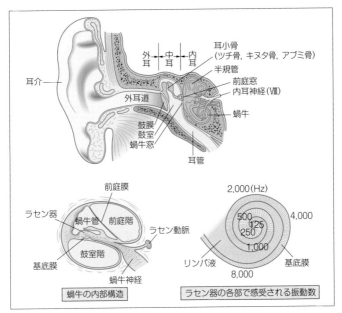

聴覚器

(秋田恵一：感覚器系，最新臨床検査学講座 解剖学．195，医歯薬出版，2019)

 聴覚機能検査

1．音について

　音とは圧力波である．音が発生したことで変化した気圧を音圧といい，dB（デシベル）で表す．音圧は0dB（健常者最小可聴値）を閾値としたときに，10dBで10倍，20dBで100倍，30dBで1,000倍…と，$10 \times n$ dBのとき10^n倍のエネルギーとなる．また，音の高低は振動数（周波数）に関係する．

2．検査の種類

（1）純音聴力検査（オージオメータによる検査）

　①気導聴力検査：
・気導：外耳道を通り鼓膜を振動させ，内耳へ音を伝わせる様式．
・125，250，500，1,000，2,000，4,000，8,000Hzの周波数の音を用いて検査する．

・まず周波数1,000Hz，音圧40dBで聞こえることを確認し，次に音圧を－20dBまで下げ，聞こえないことを確認する．
・その後1〜3秒間隔で5dBずつ音圧を上げ，聞こえ始めた音圧を判定し測定値とする．
・聞こえたことの確認は，被検者が押したボタンに反応したランプで行う．
・検査の順番：1,000Hzから始めて高い周波数（2,000→4,000→8,000Hz）へ進め，再度1,000Hzを測定してから低い周波数（500→250→125Hz）へと進める．
・会話域の周波数は200〜2,000Hz，ヒトの可聴域は20〜20,000Hz程度（モスキート音：18,000Hz）．
・ヒトの聴覚で最も感度がよいのは1,600〜3,200Hz．

②骨導聴力検査：
・骨導：頭蓋骨を経て直接内耳を振動させて音を伝わらせる様式．
・気導聴力検査と同様に，125Hzと8,000Hzを除く5つの周波数で検査する．
・骨導聴力検査時に検査耳の外耳道を開放しておかないと，外耳道遮蔽効果により骨導聴取閾値が低下する（非検査耳の実行マスキングレベルを50dBに設定して対策する）．

> マスキング（遮蔽）：一定音圧から対側の耳でも聴取が可能となる（陰影聴取）．気導音が骨導を介して伝導するもので，この音圧を両耳間移行減衰量といい，50〜60dB程度である．
> 一方の耳がよく聞こえ，もう一方が聞こえない場合は，よく聞こえる方は遮蔽しなければならず，マスキングノイズ（基本的にはバンドノイズ）をきかせる．骨導を用いる検査では，両耳間移行減衰量は0〜10dBであり，常にマスキングが必要となる．

③オージオグラム：
・横軸に周波数，縦軸に聴力レベルを示す．
・右耳気導：「○」で表示し，直線で結ぶ．右耳骨導：「[」で表示．
・左耳気導：「×」で表示し，破線で結ぶ．左耳骨導：「]」で表示．
・骨導聴取閾値は線で結ばない．

> 気導聴取閾値と骨導聴取閾値を測定することで，難聴の種類や程度を知ることができる．

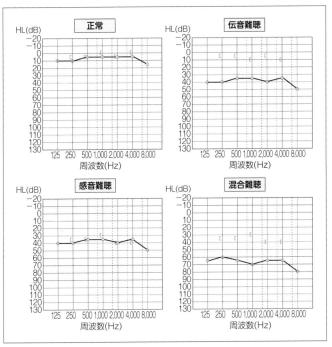

オージオグラム

（堤 剛：その他の検査，最新臨床検査学講座 生理機能検査学（東條尚子，川良徳弘編）．
第2版，p270，医歯薬出版，2022）

（2）語音聴力検査

①音の聞こえと言葉の聞き取りの両方を検査する．また，補聴器の効果（正解率50％以下の場合は効果が認められないこともある）を確認する場合に有用である．

②前もって録音された語をさまざまな強さで再生し，正解率を求める．

③伝音難聴では音を強くすることで正解率が100％になるが，感音難聴では100％になりにくい．

④老人性難聴では音の聞こえと言葉の聞き取りが共に悪くなる．

（3）ティンパノメトリ

①鼓膜や耳小骨の振動を調べる検査である.

②外耳道の気圧を連続的に変化させながら, ティンパノグラム（横軸：気圧, 縦軸：鼓膜の振動のしやすさ）を記録する検査である.

③判定：

・A型：気圧をゼロ（大気圧）にしたときに最も振動しやすく, 中央にピークをみる曲線となる.

・B型：滲出性中耳炎では中耳に水が溜まることで鼓膜が振動しにくくなることから, ピークの目立たない水平線に近づく.

・C型：耳管の働きが低下すると中耳の圧が低くなり, 曲線のピークは陰圧方向（左方）に移動する.

（4）耳小骨筋反射

①鼓膜の中にある耳小骨についている筋肉（アブミ骨筋と鼓膜張筋）の音圧（90～100 dB）による収縮状態をみる.

②各筋肉は顔面神経および三叉神経の支配を受けており, 顔面神経に障害がある際に, どこが原因かを推測できる.

③主にアブミ骨筋の収縮を反映しているため, アブミ骨筋反射ともよぶ.

（5）聴性脳幹反応（ABR）

詳細は9章 脳波検査を参照.

（6）自動聴性脳幹反応（AABR）

①日本では新生児聴覚スクリーニングとして用いられている.

②原理は聴性脳幹反応（ABR）と同じであるが, 波形はアルゴリズム解析がコンピュータによって自動になされる.

③判定：

・パス：反応あり→聞こえにくさなし.

・リファー：反応なし（反応不明も含む）→要再（精密）検査.

3　難聴の種類

①伝音難聴：外耳・中耳における音の伝導障害.

・外耳道の狭窄・閉鎖, 耳垢塞栓, 鼓膜の穿孔（慢性中耳炎など）, 滲出性中耳炎, 耳硬化症, 耳小骨形状異常など.

・オージオグラム上では, 骨導聴力は正常, 気導聴力のみ低下.

・気骨導差（A-B gap；air-bone gap）を認める.

②感音難聴：内耳から脳にかけての障害によって生ずる.
・突発性難聴，メニエール病，騒音性難聴，老人性難聴，聴神経腫瘍などにより生ずる.
・内耳性（迷路性）難聴と後迷路性難聴に分類され，多くは前者である.
・オージオグラム上では，骨導聴力と気導聴力が同様に低下.
・気骨導差（A–B gap）を認めない.

③混合難聴：
・伝音難聴と感音難聴が合わさったもの.
・中耳病変の内耳侵入や耳硬化症の蝸牛侵入などが原因.
・気骨導差（A–B gap）を認める.

4 味覚検査

1．味覚について
①味覚は酸味，塩味，苦味，甘味，旨味の5つの原味の組み合わせであり，舌の味蕾をもつ乳頭（有郭乳頭，葉状乳頭，茸状乳頭）および口腔粘膜（口蓋乳頭）で感知される.

②1つの味蕾がすべての原味に対する受容細胞をもち，舌の部位による味覚の分担はない.

③味蕾が存在する位置と味情報の伝わり方の関係は，舌前方・軟口蓋＝顔面神経（第Ⅶ脳神経），舌後方＝舌咽神経（第Ⅸ脳神経），咽頭・喉頭蓋＝迷走神経（第Ⅹ脳神経）であり，それぞれ上行し，延髄の孤束核に至り，視床を中継して大脳皮質の中心後回にある味覚中枢に送られる.

2．検査の種類
（1）電気味覚検査（electrogustometry；EGM）
①電気味覚計を使用し，直流電気刺激により味覚の閾値を測定する.

②定量性に優れるが定性的な要素はない.

③無刺激導子を頸部に固定し，刺激導子を測定部位に当て，刺激時に電気味覚（酸味，金属味）の閾値を測定する（刺激時間0.5〜1.0秒）.

④検査できる機能の対象範囲は，舌尖付近＝鼓索神経機能，舌縁奥＝舌咽神経機能，軟口蓋と硬口蓋の境界部＝大錐体神経機能である.

（2）濾紙ディスク法

①4種（甘味：ショ糖，酸味：酒石酸，塩味：食塩，苦味：塩酸キニーネ）の基本味液区別により，味覚障害の有無，程度，神経障害の有無について検査する．

②定性的であるが定量性には少々劣る．

③直径5mmの濾紙ディスクに各液を浸み込ませ，各測定部位に3秒間程度付着させて除去する．

④検査は低濃度から高濃度へ，甘味→酸味→塩味→苦味の順に行う．

⑤口を閉じずに味質指示表（甘い，塩辛い，酸っぱい，苦い，何かわからないが味がする，無味）を用いてそれぞれの味の認知閾値濃度（何の味かわかる）を測定する．

⑥一種類の味覚の閾値測定後は，水道水で含嗽して次の味の検査に移行する．

5　嗅覚検査

1．嗅覚について

においは，空気中に浮遊する揮発性低分子化合物が感覚上皮に作用して生じる．においは吸気の一部が上気道に入り，嗅上皮→嗅神経→大脳の嗅球→側頭葉の嗅皮質へ投射されることで感じる．また，嗅覚は視床→前頭葉を経て味覚にも関係し，味覚の受容の半分はにおいであるため，鼻が詰まると味覚にも影響する．

2．検査の種類

（1）基準嗅力検査

①基本となる5臭〔バラの花のにおい（β-phenyl ethyl alcohol），焦げたにおい（methyl cyclopentenolone），腐敗臭（iso-valeric acid），果実・桃の缶詰のにおい（γ-undecalactone），野菜くず・糞臭（scatol）〕の8段階（焦げたにおいのみ7段階）希釈液（それぞれの間は10倍希釈）を用い，検知閾値濃度（何かにおいがする）および認知閾値濃度（何のにおいかわかる）を求めることで，嗅覚障害の有無や程度を判定する．

②嗅素液を濾紙に浸み込ませ，前鼻孔の真下1～2cmで嗅がせる操作を，低濃度から高濃度へ順に行い，平均値から検知閾値濃度と認知閾値濃度を求める．

（2）静脈性嗅覚検査

①アリナミン注射液（10 mg，2 mL）を，等速度（20秒間）で左肘正中静脈に注射する．被検者が注射終了後からにおいを感知するまでの潜伏時間および嗅覚発現から消失までの持続時間を測定する．

②肺胞から呼気に移行したアリナミン臭を呼気時に感知する．潜伏時間が10秒以上，持続時間が60秒未満の場合を嗅覚低下，アリナミン臭を全く感じない場合を嗅覚脱失とする．

3．嗅覚障害

（1）量的異常

①嗅覚低下：においの感覚が弱い．

②嗅覚脱失：においがしない．

（2）質的異常

①刺激性異嗅症：これまでと異なるにおい，または全てが同じにおいに感じる．

②自発性異嗅症：突然においを感じる，または常ににおいを感じている．

③嗅盲：特定のにおいのみ感じない．

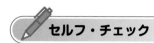

セルフ・チェック

A 次の文章で正しいものに○，誤っているものに×をつけよ．

　　　　　　　　　　　　　　　　　　　　　　　　　　○　×

1. オージオグラムは横軸が聴力レベルである．　　　　□　□
2. オージオグラムでは左耳気導聴力は点線で結ぶ．　　□　□
3. オージオグラムでは右耳骨導聴力を○で記録する．　□　□
4. 気導聴力検査は1,000Hzから検査を開始する．　　　□　□
5. 骨導聴力検査は常にマスキングが必要である．　　　□　□
6. 伝音難聴は中耳炎が原因で起こる．　　　　　　　　□　□
7. 感音難聴ではA–B gap（気骨導差）が認められる．　□　□
8. 内耳の蝸牛は聴力に関係する．　　　　　　　　　　□　□
9. 聴力検査上，三半規管は関連のない器官である．　　□　□
10. 気導の聴力検査では必ずマスキングの操作が必要となる．□　□
11. 一般に加齢とともに低音領域の聴力低下が起こる．　□　□
12. 自動聴性脳幹反応（AABR）は新生児聴覚スクリーニング
　　 に用いられる．　　　　　　　　　　　　　　　　□　□
13. 電気味覚検査は定性的な検査である．　　　　　　　□　□
14. 基準嗅力検査で認知閾値濃度はにおいの種類が認識でき
　　 る濃度を指す．　　　　　　　　　　　　　　　　□　□

A 1-×（横軸は周波数），2-○，3-×（[で記録），4-○，5-○，6-○，7-×
（伝音難聴や混合難聴で認められる），8-○，9-○（平衡機能に関係する），10-
×（骨導を用いる検査では常にマスキングが必要），11-×（高音領域），12-○，
13-×（定量的），14-○

B

1. 耳小骨について正しいのはどれか．2つ選べ．
    - □ ① 音を伝播する．
    - □ ② 音を増幅する．
    - □ ③ 鼓室の気圧と外部の気圧の平衡を保たせるのに役立つ．
    - □ ④ 内耳に属する．
    - □ ⑤ キヌタ骨とアブミ骨の2本からなる．

2. 聴覚について誤っているのはどれか．
    - □ ① 最低可聴周波数は約200Hzである．
    - □ ② 最高可聴周波数は約20,000Hzである．
    - □ ③ 老人では最高可聴周波数が低下する．
    - □ ④ 一般にヒトは1,600～3,200Hzの周波数に敏感である．
    - □ ⑤ 音圧が大きすぎると痛みを感じる．

3. 正しいのはどれか．
    - □ ① 音の高低は振幅に関係する．
    - □ ② 高齢者では高い音域がよくきこえる．
    - □ ③ 音圧はジオプトリーで表す．
    - □ ④ 音波は耳小骨で弱められる．
    - □ ⑤ 半規管の障害でめまいが起こる．

B 1-①と②（③鼓膜のはたらき，④耳小骨は中耳にある，⑤ツチ骨，キヌタ骨，アブミ骨），2-①（約20Hz），3-⑤（①振動数（周波数）に関係，②高い音域からきこえにくくなる，③dB（デシベル），④約30倍に増強される）

4. 正しいのはどれか.

　□ ① 鼓膜の単位面積にかかる圧は，耳小骨により約200倍に増幅される.

　□ ② 甘味は主として舌根で感じ，苦味は舌尖で感じる.

　□ ③ 眼底血圧は毛細血管内圧とほぼ同じである.

　□ ④ 耳小骨筋反射はツチ骨筋反射ともいう.

　□ ⑤ 健常者におけるティンパノグラムの波形は水平型となる.

5. オージオグラムで正しいのはどれか. 2つ選べ.

　□ ① 横軸に聴力レベルを示す.

　□ ② 気導聴力は感音難聴で低下する.

　□ ③ 骨導聴力は伝音難聴で低下する.

　□ ④ 混合難聴ではA-B gapがみられる.

　□ ⑤ 40dBとは健常者最小可聴値の40倍のエネルギーをもった音である.

6. 電気味覚検査の対象となる鼓索神経を分岐する脳神経はどれか.

　□ ① 三叉神経

　□ ② 顔面神経

　□ ③ 舌咽神経

　□ ④ 迷走神経

　□ ⑤ 舌下神経

B 　4-③（①約30倍，②1つの味蕾がすべての原味の受容細胞をもち，部位による味覚の分担はない，③眼底血圧の正常値は15〜25mmHgで，毛細血管内圧の15〜30mmHgとほぼ同じ，④アブミ骨筋反射ともいう，⑤健常者の波形は外耳道圧が±100daPa以内でコンプライアンスが最大となる），5-②と④（①横軸に周波数，縦軸に聴力レベルをプロットする，③気導聴力のみ低下する. 骨導聴力の測定は耳介後方の乳様突起部より骨伝導により外耳，中耳の伝導系を介さずに直接内耳に音を伝えて行う聴力検査である. したがって，外耳・内耳における音の伝導障害である伝音難聴では低下しない，⑤聴力レベル（hearing level；HL）では，健常聴力者の聞き取れる最小音の音圧を1すなわち0dBとして $10 \log$（音の強さ）による式でdB表示する. $10,000 = 10^4$ が40dB. すなわち，健常者最小可聴値の10,000倍のエネルギーをもつ音を意味する），6-②

D　消化管機能検査（直腸肛門機能検査）

> ### 学習の目標
> □ 直腸肛門機能検査　　　　　□ 最大随意収縮圧（MSP）
> □ 最大静止圧（MRP）

1　排便のメカニズム

①S状結腸にたまった便が直腸に送られる〔便意（−）のとき直腸は空虚〕.

②直腸の内圧が上昇〔54〜68 cmH$_2$O（40〜50 mmHg）以上〕し, 直腸壁が進展する.

③その刺激が骨盤神経から仙髄の排便中枢（S$_3$, S$_4$）に伝わる. 排便中枢の興奮が脊髄を介して大脳に伝わり, 便意が発現する.

④大脳は排便のタイミングをコントロールする.

⑤排便する場合は, 大脳からの興奮が排便中枢を興奮させ, 骨盤神経と陰部神経を介して, 随意筋の外肛門括約筋を弛緩させる. あわせて, 排便中枢の興奮により, 反射的に直腸筋が収縮して, 不随意筋の内肛門括約筋が弛緩する. これらによって排便が起こる.

2　直腸肛門機能検査

①直腸肛門機能検査の目的：排便障害, 特に便失禁の原因診断, 肛門・直腸疾患における手術前後の肛門機能評価, ヒルシュスプルング（Hirschsprung）病の診断など.

②直腸肛門内圧測定：肛門管の内圧を測定し, 肛門の締まりを評価. 直腸肛門内に圧力センサーを挿入し, 最大静止圧（MRP）, 最大随意収縮圧（MSP）, 機能的肛門管長（HPZ）などを計測する. 値が小さいほど便失禁を起こしやすい.

基準値

項目	男性	女性
最大静止圧 〔MRP (cmH₂O)〕	111.1±23.4	92.6±27.8
最大随意収縮圧 〔MSP (cmH₂O)〕	369.9±137.6	218.1±76.0
機能的肛門管長 〔HPZ (cm)〕	4.2±0.7	3.7±0.6

(吉田佳代，中島みどり，尾島優子，ほか：便失禁患者にお
　ける肛門機能評価検査．医学検査，65(4)：375，2016)
cmH_2O：水を1cm持ち上げることができる圧力．
$1cmH_2O = 0.736mmHg$.

③直腸感覚検査：排便反射を評価．直腸内にバルーンを挿入し，バ
　ルーンに少しずつ空気を入れて膨張させ，感覚発現域閾値，便意
　発現容量，直腸最大耐容量を計測する．

④直腸コンプライアンス検査：直腸・肛門内にバルーンを挿入し，
　空気または水を注入し続けたときの直腸肛門内圧・容量・コンプ
　ライアンス（伸展性）などを評価．便意を我慢したときの注入量
　と直腸肛門内圧を用いて直腸の柔軟性を数値化する．

⑤直腸肛門反射検査：直腸肛門興奮反射と抑制反射の有無を評価．
　直腸内にバルーンを入れて膨張させると，通常，肛門は反射的に
　弛緩する（関連：内肛門括約筋反射）．

⑥排出能力検査：日常で排便するときのように息んでもらい，その
　ときの直腸圧（腹圧のかかり方）と肛門圧（肛門の緩み方）を評価．

3 直腸肛門機能回復訓練

①肛門括約筋機能回復訓練：肛門内圧や肛門括約筋筋電図をリアル
　タイムで観察しながら，正しい肛門の収縮と弛緩の方法をトレー
　ニング．

②排出機能訓練：排便の姿勢や息む時間などの排便習慣をトレーニ
　ング．

③直腸感覚訓練：直腸内にバルーンを入れて膨張させ，便の貯留能
　の向上をトレーニング．

④3カ月間トレーニングに励んだ約80％の患者に便失禁症状の改
　善がみられた．

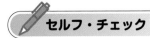

セルフ・チェック

A 次の文章で正しいものに○，誤っているものに×をつけよ．

	○	×
1. 直腸の内圧が54～68cmH₂O以上になると便意を感じる．	□	□
2. 直腸肛門機能検査は便失禁患者が適応となる．	□	□
3. 便失禁患者は直腸肛門内圧が上昇している．	□	□
4. 便失禁患者は肛門管の感覚が鋭敏になっている．	□	□
5. 最大静止圧（MRP）が低いほど便失禁症状が現れる．	□	□
6. 最大随意収縮圧（MSP）が低いほど便失禁症状が現れる．	□	□
7. 機能的肛門管長（HPZ）が長いほど便失禁症状が現れる．	□	□

B

1．排便中枢があるのはどれか．
- □ ① 頸　髄
- □ ② 胸　髄
- □ ③ 腰　髄
- □ ④ 仙　髄
- □ ⑤ 尾　髄

2．直腸肛門内圧測定で計測するのはどれか．2つ選べ．
- □ ① 機能的肛門管長
- □ ② 感覚発現閾値
- □ ③ 便意発現容量
- □ ④ 最大随意収縮圧
- □ ⑤ 直腸最大耐容量

A 1-○，2-○，3-×（低下している），4-×（鈍感になっている），5-○，6-○，7-×（短いほど便失禁症状が現れる）
B 1-④，2-①と④

索 引

和 文

あ

い

ポケットマスター臨床検査知識の整理
臨床生理学　第2版

ISBN978-4-263-22428-1

2019年6月5日　　第1版第1刷発行
2021年3月25日　　第1版第2刷発行
2024年4月1日　　第2版第1刷発行

著　者　青　栁　ますみ
　　　　坂　口　みどり
　　　　所　司　睦　文
　　　　中　村　泰　子
　　　　横　尾　智　子

発行者　白　石　泰　夫

発行所　医歯薬出版株式会社

〒113-8612　東京都文京区本駒込1-7-10
TEL　(03) 5395-7620(編集)・7616(販売)
FAX　(03) 5395-7603(編集)・8563(販売)
https://www.ishiyaku.co.jp/
郵便振替番号 00190-5-13816

乱丁，落丁の際はお取り替えいたします.　　　　　印刷・真興社／製本・皆川製本所
© Ishiyaku Publishers, Inc., 2019, 2024.　Printed in Japan

本書の複製権・翻訳権・翻案権・上映権・譲渡権・貸与権・公衆送信権(送信可能化権を含む)・
口述権は，医歯薬出版(株)が保有します.
本書を無断で複製する行為(コピー，スキャン，デジタルデータ化など)は，「私的使用のための
複製」などの著作権法上の限られた例外を除き禁じられています. また私的使用に該当する場
合であっても，請負業者等の第三者に依頼し上記の行為を行うことは違法となります.

JCOPY ＜出版者著作権管理機構 委託出版物＞
本書をコピーやスキャン等により複製される場合は，そのつど事前に出版者著作権管理機構
(電話03-5244-5088, FAX 03-5244-5089, e-mail:info@jcopy.or.jp)の許諾を得てください.